神の国日本の
食と霊性

神々と繋がり身魂を磨く
最高の叡智

森井啓二

きれい・ねっと

はじめに

「清浄な食物は清浄な心をもたらし、清浄な心は絶えず神に向いている」

古代から語り継がれてきた叡智の言葉です。

朝の食事が、お昼までには体内に取り込まれ、エネルギー源や体を作る素材に変化して、夜までには血液や筋肉など体の一部に変化する。しかも、使い終わった部分は、大地の栄養として還元されていく……。

普段当たり前にしている食事ですが、よく考えると驚くべき現象です。

実は、食物が身体の中に取り込まれ、身体や心の構成要素となり、エネルギーとなっていく様子は、神がこの世界を創造したメカニズムと同じです。

神の宇宙創造と同じ仕組みが、毎日、自分の体内でも起こっているのです。

一人ひとりの体内には、地球に存在するすべての力、すなわち宇宙が生まれ、発展し、再び消えていくまでのすべての力が備わっています。

どのようなものを、どんなふうに食べれば、その諸力を神のように美しく活用できるのでしょうか。


今、毎日の食事について、しっかりと自分の身体を内観し、心と身体の声をよく聴いたうえで、考える時間を作ることがとても大切です。

食は、「人を良くする」と書く通り、自分の魂にとって善いものを摂るべきです。

食は、人を創ります。

食事は、身体の健康だけでなく、心の健康、思考、感性、そして心の在り方にまで深く影響を及ぼし、人生そのものを創ります。

そして、その人が、社会を創り、世界を創り、未来を創っていくのです。

食事は、個人という枠を超えて、広く宇宙にまでその影響を響かせる力を持っているのです。

もくじ

はじめに …… 2

第1章 食事は神事 —— 09

・御食事は御神事 …… 10
・清浄な心身を創る「聖なる賜物」 …… 12
・霊人と霊食 …… 16
・食事は神聖な護摩焚き …… 19
・地球上で唯一「調理」をする生き物 …… 21
・霊性進化を加速させる行動 …… 27
・言葉を超えた真言「いただきます」 …… 34
・「当たり前」という心の枠を外す …… 38
・食材という「命」 …… 43
・喫茶喫飯を実践する …… 46
・食材と心が融合する三徳六味 …… 49
・美しい波動を料理に移す心構え …… 53

第2章 霊性を高める食——57

・自分の心と身体の声を聴く……58
・声を聴いてはならない部位……65
・動物たちの食……68
・肉食と植物食……75
・日本人の腸と肉食……82
・傾腸——腸からのお便りを大切に……85
・大自然の一部である野菜の力……88
・健康寿命に影響を与える酵素……99
・食事の基本はよく噛むこと……101
・食べ物を消化する時間……108
・人と共存共進化する腸内細菌……111
・繋がり合う脳と腸と微生物……121
・「アーユルヴェーダ」の知恵……125

・霊性を最大限に引き出す浄化食 135
・何のために長生きするのか？ 139

第3章 日本の食と霊性 ―― 147

・風土に合った食生活 148
・旬の食材を味わう 154
・自然界と人とを繋ぐ旬の食材 162
・瑞穂の国のお米の力 167
・稲の不思議 178
・醤油　日本を代表する発酵調味料 186
・味噌　百薬の毒を消すもの 190
・塩　鉱物界由来のミネラル源 196
・酢　病気の治療にも用いられる調味料 202
・砂糖　本物の糖を選ぶことが肝心 204
・油　適切な摂取が大切 208

・大豆　和食の土台となる食材……213
・漬物　保存性の高い魅力的な食材……222
・梅干　健康に必須の食材……226
・海藻　日本人に適した優れた食材……228
・鰹節　世界一硬い食品……229
・水　物質世界における万物の母体……232
・日本茶　日本人に合う大切な飲み物……235
・米麹甘酒　栄養が詰まった「飲む点滴」……241
・日本酒　神様への尊い捧げもの……243

第4章　霊性進化の危機――253

・現代型栄養失調に陥る人々……254
・肉　現代社会の食肉事情を知る……257
・加工肉　人の舌を狂わせる魅力……267
・牛乳　伝統食と現代食の象徴……271

・清涼飲料水　甘さの中に危険が潜む……276
・アルコール飲料　惟神の道を歩む人の足枷……278
・多用されるレトルト食品と冷凍食品……283
・消費者の意識が問われる食品添加物……286
・出来るだけ避けたい添加物……291
・遺伝子組み換え食品とゲノム編集食品……301
・農薬と化学肥料に依存する日本……306
・情報過多が生んだ偏食傾向……313

第5章　神と共にあるために――323

・食の節制で五感と欲望を制御する……324
・断食　神と共に過ごす時間……331
・不食とは自然に起こるもの……338

おわりに　美しい食が美しい世界を創る……348

第 1 章

食事は神事

御食事は御神事

多くの人は、食事は自分だけのためのものだと思っています。

でも実際には、食事という行為には、多くの命とエネルギーが関わっています。

御食事は、命、つまり魂と生命エネルギーを繋いでいきながら、美しい世界を創出するという、神の国の創造にたずさわる神聖な行為に昇華できるものなのです。


御食事は、喩えるならば、神と人間が大宇宙に美しい曼荼羅の織物を織り込んでいくような御神事です。

織物を織るには、横の糸と縦の糸が必要です。


横の糸は、命を別の命に捧げ繋いでこの地上世界に命を広げていく、命のリレーです。

縦の糸は、地上において植物たちが、大地の無生物素材を体内に取り入れて、植物体内で生きた有機的な素材へと高め、その生きた素材を人が体内に摂り入れて、天上の神の領域に到達するための波動へと高めていく、エネルギーを美しく昇華していくリレー

です。

人は、食事に対する思いや食材の扱い方で、美しい織物（世界）を作っていくことも出来るし、雑な織物（世界）を作っていくことも出来ます。

それは一人ひとりの自由意思にかかっているのですが、雑な織物を作り続けていれば、何度も何度も生まれ変わって、織り直さなければなりません。

食を調《ととの》えることは、心を調えることに繋がります。
そして、心を調えることは、あらゆるものを調えていく所作に繋がっていくのです。
それは個人を超えて、すべてに繋がっていきます。

現在この地球で起きている様々な問題、人と人との諍《いさか》いから戦争、自然破壊、異常気象、自然災害、貧困、倫理の退廃、道徳の欠如など、あらゆる問題の根底には「食」が関わっていると言っても過言ではありません。

この世界を美しいものに出来るかどうかは、一人ひとりの食に大きく左右されます。

正しい食生活を送ることで、一日一膳が一日一善となり、一日二膳は一日二善となるのです。

私たちは、日本という理想的な食を実践できる素晴らしい環境に身をおいています。

新しい未来の見本となるべき日出《ひい》ずる国日本、神の国日本として、一から食を正していくことが、美しい世界の創出に繋がっていくと確信します。

命は、「みこと（三九十）」とも読みます。

人間の命《みこと》は、地上での身（三）を完璧な姿に成就（九）して、神（十）へと向かうために、神から授けられた大切なもの。

その命を最大限に活用するための土台の一つが、正しい食なのです。

清浄な心身を創る「聖なる賜物」

人の身体は、身体の中に取り入れた物質とエネルギーによって作られています。美しい波動の素材を取り入れれば、美しい人となる土台が形成されます。波動の低い素材を取り入れれば、波動の低い人となる土台が形成されます。

サティヤ・サイ・ババ師は次のように言いました。

摂取する食物の性質が心の性質を作ります。
食物の粗雑な部分は排泄されますが、
より精妙な部分は叡智を養うために消化され、
もっとも精妙な部分は心となります。

私たちの体は、細胞一つひとつに至るまで、すべてが自分で食べたもので作られています。心も、食べたものの最も精妙な波動を持つ部分で形作られていきます。
これは食事について最初に知っておくべき大切なことです。

古代インドの叡智の書「チャーンドギャ・ウパニシャッド」の中には、食べたものの消化についてエネルギー的な面から言及しています。
要約すると次のようになります。

固形物は、粗雑な部分は便となり、中質の部分は肉となり、繊細な部分は脳の栄養となる。
液状物は、粗雑な部分は尿となり、中質の部分は血となり、繊細な部分はプラーナ（生命エネルギー）となる。
脂肪分は、粗雑な部分は骨格となり、中質の部分は骨髄となり、繊細な部分は波動となる。

一般的に、粗雑な部分は16分の10、中質部分は16分の5、繊細な部分は16分の1の割合で構成されている。

聖賢ウッダラーカは、次のように簡潔に述べています。

食べたものは三種類のものとなる。
波動の粗いものは排泄物となり、中間のものは血や肉となり、精妙なものは心を作る。

また「チャーンドギャ・ウパニシャッド」には次のような記述も見られます。

穢《けが》れの無い食べ物を摂ることによって人の本性は清められる。

本性が清められることによって、本来の自己の記憶が蘇る。

本当の自己の記憶を獲得することによって、すべての束縛と執着から超越することが出来る。

聖典「マハー・ナーラーヤナ・ウパニシャッド」には、**食は人間が肉体的レベルから精神的レベル、霊的レベルへと発展していくために必須のもの**と記されています。

さまざまな聖典や叡智の書、時空を超越した聖者たちの話では、食事の際に飲食するものはすべて、「神聖な捧げもの」として神に供える気持ちを持つことが大切であると強調されています。

このような気持ちで摂取された食事は、清浄な心身を創る「聖なる賜物」となります。

食は人の天なり（食物は、人にとって天からの大切な授かりものである）

（徒然草／吉田兼好）

霊人と霊食

岡本天明氏が下ろした「日月神示」の中で、食事についてこのようなことが示されています。

霊人の食事……食べるということは、霊人と霊食とが調和し、融け合い、一つの歓喜となることである。

（日月神示　地震の巻）

霊人とは、惟神《かんながら》の道を歩んでいる人、つまり身魂《みたま》磨きのために地球にやってきた私たち一人ひとりのことです。

霊食とは、清らかな食事のことです。

毎日誰もが食事をします。

食事をたんなる物質的なものと見なすことなく、エネルギーレベルまで意識しておくことで、食事の質は大きく変化します。

この物質世界のすべての土台は、見えないエネルギー世界にあり、深い領域まで見ないでいると、多くの部分を見逃してしまいます。

食材に感謝の言葉を伝えれば、食事のエネルギーはより美しいものになります。

それは実際の現場でも体感され、研究でも証明されていることです。

食事は、私たちと自然界を密に繋ぐ大切な役割があり、万物との相互関係や尊重、献身、愛を日々学ぶ大切な機会を与えてくれます。

どんな食が自分と調和し、融け合い、歓喜となるのか、是非自らの心と体に聴いてみましょう。

私たちが食べる物は、神の御言葉であり、神から発せられた生命エネルギーであるべきです。

私たちが真剣に向き合えば、この神の御言葉の中には、驚くほど深い叡智があることに気が付くでしょう。

私は長い間の実体験によって、人類の食べ方が物質的面に偏し、精神面を全然閑却している事を知った。というよりも、単なる物質と見える食品が波動であることを知った。（中略）

調理する者の心が食物の創り主（創造神）と同じ状態に心に昂《たか》まった時に初めて、本当の料理が作れる。

（世界人は如何に食べつつあるか／東《ひがし》佐誉子《さよこ》）

食事は神聖な護摩焚き

護摩焚《ごまだ》きに参加したことがある方は、御存じだと思いますが、護摩焚きの後で、心がすっきりと浄化されたような気持ちになります。それは、真言と火によって、心の中にある様々な淀みや穢《けが》れが焼き尽くされるからです。

食事も神聖な護摩焚きとすることが出来ます。
食事をする時に、神聖な食べ物を自分の体内の消化作用という火にくべる気持ちでいただくと、お腹と同時に心も満たされることが感じられるようになります。
実際に、食事は神聖な内なる護摩焚きなのです。

身体は、神（真我）を祀《まつ》る寺院として
お腹は、祭壇の中央に置かれた火壇《かだん》として
食物は、護摩行で火にくべられる供物《くもつ》として
ハートは、供物を受け取る神の座として

食事を神聖な儀式とするのです。

護摩焚きでは、真言を唱えながら、火の中に木や五穀などの供物を入れていきます。するとと、美しい炎が燃え上がります。

もし供物が木や五穀ではなく、プラスチックやビニールなどだったら、どうなるでしょうか。火の燃え方は変わり、黒く有害な煙が発生するでしょう。


これと同じことが、内なる護摩焚きでも起こります。

真言としての美しい感謝の言葉を唱えれば美しく神聖なエネルギーが共鳴し、食物に残る不純物が取り除かれていくでしょう。

罵詈雑言《ばりぞうごん》を唱えるならば悪いエネルギーが寄ってきて、食物に残る不純物も残存したままになるでしょう。

清浄な食べ物を食べれば美しい火となり、加工食品や化学物質の多い食品ばかり食べれば、有害な火と煙が充満するでしょう。

誰もが、内なる護摩焚きにくべる供物は、清浄な物とするよう意識すべきです。

そうすることで、内なる護摩焚きは、美しく健全な心身を創りながら、霊性を高めていく神聖な行為となります。

食事を礼拝の一部としなさい。

（サティヤ・サイ・ババ）

地球上で唯一「調理」をする生き物

人間は、地球上では唯一、食べ物を調理する生き物です。

調理とは、「理に調える」と書くように、宇宙の法、神の法、つまり天意《あい》に合わせて調える作業です。

命ある食材を使って、一つの料理という芸術作品に昇華していきます。

さらに、調理場は、心身を健全に保つ癒しの場でもあります。薬局や病院の代わりになる場所です。

「料理」という言葉も、「米を斗《ます》で量って（料）天意に合わせる（理）」と書きます。神から授かった料（素材）を大切に調える、という意味が込められています。

「料理」は、平安時代中期に編纂《へんさん》された律令の施行細則をまとめた法典である「延喜式《えんぎしき》」に収録された言葉で、もともとは御神事と関わりのあったことが示唆されます。

調理場を「台所」というのは、平安時代の貴族や皇族たちの宴会「大饗料理《だいきょう》」を並べる大きな台が置かれる場所を「台盤所《だいばんどころ》」といい、それが略されて、台所になりました。

ちなみに、昔は、料理に使う食材をすべて「菜《な》」と呼んでいたそうです。それでは使い分けに困ることから魚を「真菜《まな》」と呼ぶようになりました。まな板は、魚を切る時に使う板を真菜板と呼んだのが語源とされています。

魚は、海から獲れたものを「うお」と呼んでいましたが、魚は酒と共に食べると美味しく感じるために「酒菜《さかな》」と呼ばれるようになりました。

「包丁」は、昔は料理人のことを指していました。漢語で、「包」は台所、「丁」は使用人のことを意味しています。そこから、台所で働く料理人を包丁と言ったようです。日本でも平安時代までは、料理人は「包丁」、料理に使う刃物は「包丁刀」と呼ばれていました。室町時代以降になってから、刃物そのものが包丁と呼ばれるようになったそうです。

料理の質は、食材を取り扱い調理する人の思いに影響を受けます。調理する人は、このことをよく理解し、料理の中に愛と至福を調味料として入れ込む配慮をすることで、最高の料理に仕上がります。

調理では、基本的に熱を加える手法が多く使われます。様々な食材は、外から熱を加えることによって、より体に優しく消化吸収できるものへと変換できるのです。ビタミンなどの栄養素だけをみて、加熱すると良くないという意見もありますが、もしもすべての食材が生であった場合、消化器系に多大な負担がかかってしまいます。そうなると、消化吸収のためだけに身体を休めなければならなくなり、人としての活動の質や時間にも影響を与えてしまいます。

加熱調理の基本は、本物の火です。

決して電子レンジでチンしてはいけません。電子レンジは、食品中の水分子をマイクロ波（1秒間に24億5千万回の波）で強制振動させることで加熱する仕組みです。そのため、食品が本来持つ分子構造は破壊され、変質することになります。

米国では、輸血用の血液を電子レンジで温めてしまい、患者が死亡する事故が起きています。これは血液成分が変質したためと推測されています。

電子レンジで調理した食物は有害成分を発生し、それを食べると体内の白血球が増加するということが研究者たちから報告されています。これは体内で何らかの反応、特に炎症反応が発生している可能性があるということになります。それが毎日のように起きるとどうなっていくのか、長期的な影響は未知のままです。

人々は遥か大昔から、食物をより美味しく食するために、道具や火や水を駆使した調理法を見つけてきました。

このような**食べるための創意工夫は、やがて食事の世界だけでなく様々な分野に応用され、生活の知恵や物作りの創意工夫、科学をはじめとする学問の発展へと繋がっていったの**でしょう。現代社会の発展の原点には、生きる上で必須となる食の調理の工夫があったのではないでしょうか。

毎日の食事は、調理する人、そして食べる人の品格を作ります。調理とは、自然界の素材と真剣に向き合い、手に取って、創意工夫を凝らしながら、そこに愛情を注入していく素敵な作業です。

さらに、自分で食材を採取したり、種子から育てて収穫するならば、さらに宇宙の法を意識した神聖な行為となることでしょう。

子供にも家事は大切です。米国ハーバード大学での75年かけた研究では、子供が家事を手伝った場合、人生の後半になってより社会的に成功し、より幸せであることが判明しました。家事は、子供たちの創意工夫を鼓舞し、自尊心を育てる優れた方法だったのです。他の研究機関による同様の研究でも、同じ結果が示されています。

料理には、食べ物の素材の波動に加えて、料理を作った人の心の波動がしっかりと入ります。

最高の料理は、「調理に対する知識と経験と技術」、「食材」、「愛情」、「霊性」の４つ

が必要不可欠です。

プロになるのであれば、さらに「理念」、「情熱」、「感性」が追加されます。

だから、毎日の食事（素材集め、調理、食べる、片付け）は大切なのです。

料理研究家の東佐誉子女史は、**「料理は手と心で作るもので、調理する人の心の深さだけ味が出る」**と表現しました。

昔から日本の台所には、「火之迦具土神《ひのかぐつちのかみ》」や「三宝荒神《さんぽうこうじん》」などが祀られています。

沖縄や奄美大島には、かまどの神様である「火ヌ神《ひぬかん》」がいます。カマドの灰を依り代として祀り、大地の中心、地球の中心に向かって祈りを捧げます。

これも神様と共に調理をしているという心構えの印でしょう。

心が純粋な人だけが、美味しいスープを作ることができる。

（ベートーベン）

新しい料理の発見は、新しい星の発見よりも人類を幸福にする。

（ブリヤ・サヴァラン）

霊性進化を加速させる行動

修行道場の食事係を「典座《てんぞ》」と言います。

典座とは、「典次付床座」の略で、「調理を司る役職」を意味します。「禅苑清規《ぜんねんしんぎ》」第八巻から道元禅師が引用した言葉です。

道元禅師（鎌倉時代初期の禅僧で、曹洞宗の開祖）は、食事の大切さ、調理の大切さを説いたことで有名です。

道元禅師が留学のために宋の港に到着した時のこと。

禅師は上陸許可を得るために、船に留まっていました。

すると、停泊中の船に、日本の椎茸《しいたけ》を求めて中国の高齢の僧が乗り込んできました。その僧は修行道場の典座で、日本から船が来るというのを聞きつけて、僧たちに美味しい料理を食べさせようと、食材を探しに遠くからやってきたのでした。

道元禅師はその僧から中国の仏法についていろいろと聞きたいと思い、「今日はここに泊まっていかれませんか。私はあなたにご供養（灯明、飲食などの供物を真心から捧げること）したいのです」と誘いました。

ところがその僧は、「私は食事の準備があるから、ここに留まることは出来ない」と、堅く断ったのです。

禅師は「食事の用意などは新入りの若い僧にまかせればよいでしょう。あなたのような修行を積まれた高齢の僧が、坐禅や仏法の議論よりも、食事の準備を優先されるとはどういうことなのでしょう?」と問いました。

すると、高齢の僧は、「日本から来た若い人よ。あなたは修行とは何であるかが、全くわかっていないようですね。でも、あなたならいつか、よく理解する時がくるでしょう」と言いました。

実は、その当時の日本では、食事の用意などは、修行ではなく面倒な雑用だとみなされていたのでした。

道元禅師は、留学経験から典座が人格完成の道であることを見出して、「典座教訓《てんぞきょうくん》」を著しました。

「典座教訓」には、食を作り、提供する上での大切な心構えがきめ細かく記されています。以下は、そのほんの一部になります。

◆命を捧げてくれた食材に敬意を持ち、命の尊さをしっかりと噛み締め、無駄なく活用させていただくために、終始一貫して丁寧に扱うこと。
◆どんな食材の調理であっても手を抜かないこと。
◆食を作るための道具を大切に扱うこと。
◆料理を食する人の体調や気持ちを思い、調理すること。
◆調理する時には、手間と工夫を怠ることなく、楽しく心を込めること。

また、典座の心得として、三つの心が記されています。この心は、調理する人も、食する人も、共鳴していくべきとても大切なものです。

● 喜心《きしん》

作る喜び、おもてなしの喜び、美しい場を喜ぶ心。

歓喜の波動は、最も食材に入り込みやすい美しいエネルギーで、食べる人にも歓喜の心が湧いてきます。

● 老心《ろうしん》

食する人や食材への感謝など、利害や損得の無い、母が我が子を思うような優しい慈悲の心。

慈悲の波動は、食べた人の心に愛を生み出す作用があります。

● 大心《だいしん》

好き嫌いや差別なく、大海のように広く深く、大山のようにどっしりとした純粋な心。

大心のような純粋な波動は、自我を清めていく作用が強くあります。

大心は、一朝一夕に出来る心構えではありませんが、水の一滴一滴が集まって大海となるように、土が少しずつ積み重なって大山になるように、毎日の心の在り方の積み重ねによって、やがて大きな心へと育っていくという意味も込められています。

これら三つの心が有機的な繋がりを持ち、バランスがとれてこそ、素晴らしい調理になり、美味しい料理が完成します。

まるで、惟神の道を歩むための修行の心得のようですが、実際にその通りです。

この**三心は、日常生活でこそ活かせる基本的な心構えであり、それを調理の時に意識することによって身体に落とし込んでいくものです。**

料理は、霊性進化を加速させることの出来る行動の一つなのです。

インドの三人の音楽の聖者の一人ティヤーガラージャは、神に捧げるとても美しい楽曲を作ることで有名です。その高貴な旋律は、聴く人を魅了し、心を崇高な気持ちにさせてくれます。

このような神聖な楽曲を創るにあたってティヤーガラージャは、自分が身体に取り入れる食事に気を配っていました。
毎食、清らかな食事を徹底するために、素材を吟味し、料理人も清らかな心で調理してもらい、食事を御神事として見なしていました。そのため、自宅以外で食事をすることは決してありませんでした。

ティヤーガラージャは、崇高な音楽を創るために、出来る限り自分の身体を清浄な状態に保ち、**食物から引き出された力を神聖な目的へと向けたい**という意図がありました。
そのために**「食物は、清潔で純粋なもの、純粋な料理人が純粋な手法で調理されたものにすべきである」**という規律を、生涯にわたって厳格に守ったのです。

ある僧が、ある時瞑想の最中に突然自分の中から凶暴な衝動が湧き上がってくるのを感じました。その僧は、とても穏やかな性格で、自分の中から突如湧いてきた得体のしれない凶暴性に驚くと共に、困惑してしまいました。自分の中のどこかにこのような感情が隠れていたのだろうか？　それにしては、あまりに強烈過ぎる。
僧は、瞑想後に師に相談しました。すると師は、「どのような食事をしたのか思い出しなさい」と言いました。

僧は、その日の朝の托鉢でいただいた食事を思い出しました。食事をくれた男性から怒りを感じていたのです。この食事を提供してくれた男性は、その後殺人罪で逮捕されました。

僧は、殺人を犯した後で調理された料理を提供されたのでした。

このような極端な例でないにしても、毎食の料理人の心は、調理された料理に転写されます。

心を入れた美しい料理は、神様から授かった尊いものという気持ちを持って、愛情を込めて料理することの大切さを教えてくれます。

医者を持つより、料理人を持て

（日本のことわざ）

言葉を超えた真言「いただきます」

私たちは、食事をする前に「いただきます」と唱えながら合掌します。

この「いただきます」は、この宇宙を創造した神様、そして貴重な命を捧げてくれた生き物たちへの感謝の気持ちを込めたものであり、言葉を超えた真言です。

食材として貴重な命を捧げてもらった時、その気持ちを最も良く伝えるために、頭の頂《いただき》に掲げることを古代の人々は理解していました。

実際に、時空を超えた聖者たちや植物たちと会話する優秀なシャーマンたちは、生き物たちと会話するための「マナス」と呼ばれる霊的器官が、頭の頂の近くにあることを知っていて、活用しています。「マナス」は、人間の心を形成する4つの霊的構成要素のうちの一つです（詳細は拙著『神の国日本の美しい神社』をご参照ください）。

命を捧げてくれた生物たちに最大限の感謝の気持ちを伝える方法が、頭の頂に掲げることだったのです。

植物との交流では、頭頂部を使って会話する。

（北米先住民ホピ族のシャーマン）

そして、実際に頭の頂に掲げる代わりに、言霊にして表現するようになって、「いただきます」という言葉が生まれました。

動物的な「食う」から人間的な「食べる」、そして霊人的な「いただく」へと言葉も昇華していきます。言葉を大切にする日本人ならではの作法の一つです。

「食う」は食べ物（く）を口に入れるという由来の言葉、「食べる」は賜《たぶ》るに由来する言葉です。食べ物も、「賜《た》ぶもの」が由来です。

「いただきます」の時には、両手を優しく合わせる合掌を行います。

人間の手というのはとても不思議な力を持っています。手や指を特定の形にすることで、身体に流れる生命エネルギーを調節することが出来て、さまざまな目的に応じた磁場を創り出すことが出来るのです。

このような全身のエネルギー場の性質を変えることが出来る技法は「ムドラ」「手印《しゅいん》」「印相」などと呼ばれ、日本でも実際に仏教や禅、修験道《しゅげんどう》などで使われています。

食事の時の合掌は、「アンジャリムドラ」と呼ばれ、この世界を創った創造神と自分のハートにある真我を繋ぐための磁場を全身に作り出すムドラです。

食事をするにあたり、神様への感謝を全身のエネルギーを使ってお伝えする行為になります。

それと同時に、食事の前の合掌は、「自分と食事を繋いで、これから一体になります」という意思表示でもあります。

こんなにさりげなく、食事のたびにムドラを使いこなす日本人はすごいですね。

食物には、どんなに清浄なものであっても、ある程度のエネルギー的な不純物が含まれています。**心を込めた食前の祈りは、このような不純物を浄化する力があるとされて**います。祈りの持つ波動の力は、科学的にも医学的にも実証されています。


食前に食物を神に捧げるならば、その食物は神からの恩寵《おんちょう》を受けて、食物内に含まれる不純物は取り除かれます

（サティヤ・サイ・ババ）

御飯も御味噌汁も御菜《おかず》（または御数）も「御」がつくのは、感謝の気持ちを表現したものです。私が幼いころは、御味噌汁のことを「御御御付《おみおつけ》」と呼びました。なんと「御」が三つもついていたのです。具が多い場合には、「御実御汁食《おみおつけ》」とも書きます。

「御」という字は、霊威あるものに対して畏敬の念を表したり、強い祈りの心と尊敬を示す接頭語です。「御」には、「御」を祭壇に乗せた「禦」という書き方もあります。古い辞書には、「「禦」は祀りなり」と書かれています。

余談ですが、天皇陛下の御食事は、「御食物《みけつもの》」「供御《くご》」「御物《おもの》」と称され、すべてに「御」がつきます。

このように食事を尊い物として扱っていると、食事という行為は、どんな祈りにも劣らないほどの神聖な行為へと変わるのです。

「当たり前」という心の枠を外す

感謝の思いを持って食事することは、食事を活かし、心身共に健全になるための第一歩です。

江戸時代後期の思想家、農政家である二宮尊徳は「たとえ一粒たりとも、天地人の三徳によりて生ず」と述べました。

たとえ一粒のお米であっても、それは「天の恵み」と「地の栄養」と「人の働き」の三つの徳の積み重ねの結晶です。だから、毎日の食事においては、これを忘れずに感謝しなさいという教えです。

江戸時代前期の禅僧、沢庵宗彭《たくあんそうほう》和尚は、「百両の黄金は惜しまず、一飯は軽んぜず」と述べました。

命を救うためなら百両の黄金でも惜しんではならないし、また一杯のご飯も黄金に劣らず命を繋いでいくものであり、決して粗末に扱ってはならないという教えです。

禅には、「五観《ごかん》の偈《げ》」という、御食事の前に必ず唱える祈りと感謝を込めた言葉があります。

宗派によって少し文言が異なりますが、是非、ゆっくりと意味を味わいながら、読んでみてください。

一、計功多少量彼来処（一つ、功《こう》の多少を計《はか》り、かの来処《らいしょ》を量《はか》る）

目の前に食事が置かれるたびに、それに関わった人の働きや、食材となるため命を捧げたすべての生き物に心から感謝します。

一、忖己徳行全缺応供（一つ、己《おのれ》が徳行《とくぎょう》の全缺《ぜんけつ》を忖《はか》り、供《く》に応《おう》ず）

この食事を戴くに値する行いをしているか、しっかりと内省します。

一、防心離過貪等為宗（一つ、心《しん》を防ぎ過《とが》を離るることは、貪等《とんとう》を宗《しゅう》とす）

食事を前にして、貪《むさぼ》るなどの乱れた心を持たないように心がけます。

一、正事良薬為療形枯（一つ、正《まさ》に良薬《りょうやく》を事とするは、形枯《ぎょうこ》を療《りょう》せんが為《ため》なり）

この食事を、体を養い活かすための良薬として戴きます。

一、為成道業故受此食（一つ、成道《じょうどう》の業《なりわい》故《ゆえ》に、いま此《こ》の食《じき》を受《う》く）
人の崇高な目的を成就するために、この食事を戴きます。


米国のある医科大学付属病院の糖尿病病棟で、患者さんたちが食事の前に「五観の偈」を唱えることが採用されました。

その結果、唱えた患者さんたちの血糖値が、平均して約一割下がったそうです。

これはほんの一例であり、実際には万人にとって良い影響があると思います。


世界中で飢えに苦しんでいる人たちがたくさんいます。

私たちが毎日食事を摂っていることは、決して当たり前のことではありません。とても有難いことなのです。


日常生活から「当たり前」という心の枠を外してみてください。

私たちの今の生活は、それらを支えてくれた先人たちの知恵と努力、あらゆる生き物たち、無生物たち、物質的な身体を持たない存在たち、太陽や月、星々に至るまで、すべての恩恵があってこそ成り立っているのです。

「当たり前」という心の枠が無くなれば、世界は感謝に満ちたものになっていきます。

「いただきます」の後で食事が終わり、「ごちそうさま」の時にも、合掌を行います。美味しい食事を堪能《たんのう》した後は、ごく自然にこの料理に関わったすべての人への感謝の気持ちが湧いてきます。

「ごちそうさま」は、命を捧げてくれた食材、海へ山へと走り回って食材を調達してくれた人、料理をしてくれた人たちへの感謝が満ちて、心から出てくる言葉です。

禅寺の調理場には、調理場を守る護法神《ごほうじん》として韋駄天《いだてん》が祀られます。脚の速い韋駄天は、お釈迦様のために方々を駆け巡って食物を集めたとの逸話もあり、東奔西走して食材を集めるおもてなしの心を象徴しています。

西洋では、食事の前に神に祈りを捧げます。

日本では、神と同時に、命を捧げてくれた生き物たちにも感謝の祈りを行います。

日本の田圃《たんぼ》を住処《すみか》とする生き物は、5000種以上いると言われています。すべての生物たちは、小さな虫であっても「一寸の虫にも五分の魂」というように、その命が尊重されています。「いただきます」には、すべての命への真摯な祈りがあるのです。

道元禅師の記した「正法眼蔵《しょうぼうげんぞう》」の中に「一茎草量《いっきょうそうりょう》、あきらかに仏祖心量《ぶっそしんりょう》なり」とある通り、一本の草にさえ貴重な命が宿っていることを自覚し、これらを自らの生命を維持するために頂いていることを、いつでも自覚しておくことはとても大切なことです。

食べる前には、いつも食べ物に感謝する時間を取ることだ。

（北米先住民アラパホ族）

食材という「命」

「ホンビノスガイ」と呼ばれる貝があります。

一般的には「ハマグリ」「白ハマグリ」と呼ばれています。

スーパーに普通に売られている貝で、何個かまとめて300円くらいで買えます。

お味噌汁やお吸い物などの具材として、または酒蒸しや焼き物などで食される、ごく一般的な貝です。この種類の貝は、毎年一本ずつ貝殻の年輪が増えるため、年輪を数えることで年齢がわかります。


英国の研究チームが、この貝の年齢を分析してみたところ、驚くべきことが分かりました。海から採ってきてごく普通に食されているこの貝が、なんと507歳であることが判明したのです。

この貝は「Ming（明）」と名付けられました。この小さなMingが生まれた時代は、中国における明王朝だったからです。レオナルド・ダ・ヴィンチがモナリザを制作していた頃から、Mingさんはすでに海の中で暮らしていたことになります。

この研究は、貝を無作為に拾っての寿命調査でしたが、実際には、さらに多くの貝が、多くの海の生物たちが、長寿であるのでしょう。

今夜あなたがいただくお味噌汁の貝も、100歳くらいかもしれません。そう考えるだけでも、食材一つあなどるわけにはいきません。

貝と同じように、ロブスターは眼の部分で年齢を数えることが出来ます。

あるレストランのオーナーは、ふと興味が湧いて、自分のレストランの生《い》け簀《す》にいる、食材用に調達したロブスターの年齢を数えてみました。

すると、ロブスターは140歳でした。

オーナーは、このロブスターに敬意を表して、食材として殺すことを止め、海に帰してあげました。140年も生きてきたロブスターを、たったひと時の味を楽しむためだけに、軽い気持ちで殺生することが出来なくなったのです。

私たちは、貴重な命を頂いて、貴重な命を繋いでいる。

これは食事のたびに心に留めておくべきことです。

食器の上に載っているのは、単なる物質ではなく、「命」です。

自分の命を支えるために、どれだけ多くの生き物たちが命を捧げてくれているのでしょうか？

食事を噛みしめる時には、その思いと感謝もよく噛みしめてみましょう。


私たちは、こんなに大切なことを「当たり前」のことにしてしまい、つい何も考えずに過ごしてしまっています。

私たちが日々口にしているものは、命をかけた素材なのです。スーパーでパックされたお肉も、自分で育てて殺したお肉も、どちらも貴重な、命をかけた素材です。


食を敬《つつ》しむは天禄を積む第一なり。（食材を尊重することは、天から授かる富を積む第一のものである）

（敬食微言／高松芳孫）

喫茶喫飯を実践する

「喫茶喫飯《きっさきっぱん》」というすばらしい禅語があります。

お茶を飲む時には、世俗の煩《わずら》わしい雑踏から離れて、お茶に向き合い味わうことに集中します。

食事をする時には、食事に集中し、ゆっくりと感謝して味わいます。

食事を頂くときの食への感謝、その身を捧げてくれた動植物への感謝、慈悲、同情、優しさに感謝、作物を育ててくれた人たちへの感謝、真心を込めて料理してくれた人たちへの感謝……。

お茶碗に盛られたご飯の重さと香り、お皿に飾られた料理の美しさ、手に持つお箸《はし》の感触、口の中で噛み砕く食材から放たれるエネルギー、身体に入って浸透していく感覚……。これらを感じながら、お茶碗とお箸を丁寧に扱います。

食器や箸は、基本的に、親指（神様）、人差し指（真我）、中指（人間の清浄な性質）

の3本の指を主体に使います。この3本の指は、浄指《じょうし》と呼ばれています。
薬指は人間の激性の性質、小指は人間の鈍性の性質を示しています。
浄指を意識して食事をすることは、神と、自分に内在する神である真我と、自分の中の清浄な性質だけに意識して食事をするためです。

そして和の精神では、ここに「賓主歴然《ひんじゅれきねん》」と「賓主互換《ひんじゅごかん》」が加わります。賓は来賓、主は主人です。おもてなしを受ける側とする側では、各々の立場があります。それが賓主歴然であり、さらにお互いの心を思いやり、重ね合うのが、賓主互換です。

主と客の心が重なり合い「場」と「時」を創り上げていく一体感のことを「一座建立《いちざこんりゅう》」と呼びます。ここまで来て、喫茶喫飯は完成します。

このような場を経験すると、その前提となる「一期一会《いちごいちえ》」も、偶然ではなく、お互いの心が高次の次元で共鳴し合い、引き寄せることで成立することが感じられます。それは人同士だけでなく、人と食材でも同じことです。

喫茶喫飯を実践する時、食事という行為がどんな祈りにも劣らないほどの神聖な行為へと変わります。

そして、この喫茶喫飯という習慣が、神へと集中する瞑想の質をも、高いものに引き上げてくれることになります。

集中が難しければ、自分がお釈迦様になったつもりで食事をしてみてください。それだけでも十分に喫茶喫飯になっていくはずです。お釈迦様ならきっと、スマホやテレビを見ながら食事もしないし、食事に集中して静かに気品を持って有難く頂くはずです。

喫茶喫飯とは、「今という瞬間に、目の前に置かれた状況に、丁寧に集中して向き合う」という日常行動の指針を、日々の食事を通して学び続けることです。

この瞬間に生きるという当たり前のことを、人はいつも忘れてしまいます。頭の中の妄想が、今この瞬間を邪魔するからです。だから、食事のたびに学び直し続けるのです。

一つひとつの食材は、人と同じようにご縁があってきてくれています。それは偶然ではなく、自分が意識的に引き寄せたものです。

ご縁ということは、自分が食材を選んだようでいて、実は自分が食材に選ばれているとも言えるでしょう。

自分で引き寄せたものを、自分の身体に入れる時、心の姿勢は調っているでしょうか。

食事の作法は、すべての作法と繋がっています。

食材と心が融合する三徳六味

禅には、「三徳六味」という言葉があります。

この言葉は、前述の道元禅師による「典座教訓」に記されています。

六味とは、苦味《にがみ》、酸味《さんみ》、甘味《かんみ》、辛味《しんみ》、塩味《えんみ》、淡味《たんみ》です。

食養生が発達しているインドのアーユルヴェーダでの六味は、苦味、酸味、甘味、辛味、塩味、渋味になります。

日本では、苦味と渋味が一つにまとまり、そこに淡味が加わります。

この淡味というのは、**食材自身の本来持つ旨味《うまみ》である「生成《きなり》の味」を最大限に引き出すための淡い味**という意味です。この生成の味を巧みに引き出すのが、和食の特徴です。

食材そのものと自分の心が共鳴した瞬間に、本当の美味しさが生まれてきます。

中国の古典「菜根譚《さいこんたん》」にも「濃肥辛甘《のうひしんかん》は真の味にあらず。真の味は是只淡《これただたん》のみ」と食材そのものの味を一番大切とする比喩を含んだ記述がみられます。

ちなみに「菜根譚」とは、「野菜の根の話」という意味で、「野菜の根をよく咀嚼《そしゃく》していれば（粗食で満足出来れば＝苦しい境遇に耐えることが出来れば）、どんな事でも成し遂げられる」という意味が込められています。

本物の美味しさに出会った時、人と一緒にいれば素直に「美味しい」と表現して、喜びを分かち合いながら、言霊を「空」に拡げていきましょう。

もし一人の食事であれば、心の中にその歓喜の気持ちを貯蓄しておいて、それを後に歓喜の利他的な行動へと転化していきましょう。

日本人は、素材そのものの味を非常に敏感に感じて味わうことの出来る、卓越した舌を持っています。淡味は、日本人の繊細な舌に合った美しい味なのです。

甘味や辛味などは舌に強い印象を残すために、味に対して欲望や執着が生まれやすいのですが、それを打ち消してくれるのが、淡味になります。

新鮮でしっかりとした淡味であれば、強い調味料はあまり必要ありません。

食事に最も必要な調味料は、素材そのものの味と食欲です。

ここに、以下の三徳が加わることで、食材と調理する心が融合します。

- **軽輭**《きょうなん》　軽くあっさりとして柔らかさが込められていること
- **浄潔**《じょうけつ》　清らかで穢れが無く愛に溢れていること
- **如法作**《にょほうさ》　天意に叶った調理がなされていること

この三徳と六味が揃《そろ》ってはじめて、調理が完成すると言います。

今の時代は、レンジでチンしたり、レトルトパックを温めるだけだったり、化学調味料で手軽に味をつけることが主流ですが、これでは、素材そのものの命を活かす心も所作も失われ、調理するという貴重で楽しい時間も奪われてしまうことになります。

人は、文明の利器や便利な物が出来ると、何か一つずつ技術や感性を失っていきます。カーナビが出来れば、地図を読むための空間把握能力が衰えます。スマホが出来れば、様々な情報を記憶する能力が衰えます。天気予報が発達すれば、空気や風、雲の動きを読む力が衰えます。

同じように料理でも、加工食品ばかりに頼れば、自然界の命と向き合う心が弱くなり、生き物に対する敬意は薄れ、創意工夫する能力も弱体化してしまいます。

ところで、美味しい料理を味わうのは、舌だけだと思っている人も多いようです。でも実際には、舌の味覚と共に、視覚、嗅覚、触覚、そして咀嚼する時の聴覚、さらには今までの経験と知識までもが、味わいに参加しています。

視覚が、味に大きく影響することは多くの実験で証明されています。

嗅覚も重要で、食べ物を口に入れる前に鼻先からの嗅覚「鼻先香《はなさきか》」、咀嚼中の口の奥の後鼻腔《こうびくう》からの嗅覚「口中香《こうちゅうか》」があります。味わいに重要なのは、口中香です。

また和食には、「返り味」という楽しみもあります。椀物などは、お椀の蓋《ふた》を開けた瞬間に季節の香りと視覚で楽しめますが、一口飲み終えた後にゆっくりと、素材を活かした淡く繊細な味が口の中に拡がるように感じられることを意図して作られます。この味を返り味と言います。

美しい波動を料理に移す心構え

人間は、食欲から食べるという動物的な行為を、食欲を超越した食べ方へと昇華することが出来る生命体です。

どんな食物でも、食事の際の私たちの心構え一つで、波動を高くしたり、逆に低くしたりすることが出来ます。生命体も料理もすべて、エネルギーの波動で構成されているので、干渉し合うのは当然のことです。

私たちは、自分の美しい波動を料理に移すことが出来るのです。

食生活が正しい人でも、日々の生活の中で悪い思いを抱いたり、自分勝手な言葉を発したり、自然の摂理に反する行動をとっていれば、それらはジャンクフード以上に生体に害を及ぼすことは知っていただきたいと思います。

お釈迦様は、「食事の際に横柄で傲慢な態度をとってはならない」と説きました。

エドガー・ケイシーは、「食べるときの心の状態が悪ければ、食品は毒に変わる」と明言しています。

またサイババ大師は、「食事の時に悪い感情を持ったり、心が乱れた状態で食べると、体に害を及ぼす」と語っています。

食事に際しては、食材を噛みしめると同時に、心の中で感謝の思いを噛みしめるような気持ちでいたいものです。

アルジュナよ。今生で食事と行いを律すれば、自分を支配しようとする邪悪な性質を克服することが出来る。

（バガヴァン・クリシュナ）

アルジュナよ。食物は人を形作る上で最も大切な力となる。
食物は、体を強靭にする。
さらに、道徳的な行い、良い習慣、霊的な精進は、すべて食物の質にかかっている。
病気、精神的な弱さ、霊性面での怠慢は誤った食物から生み出される。

（バガヴァン・クリシュナ）

第 2 章

霊性を高める食

自分の心と身体の声を聴く

私たちの身体には、優れた治癒システムが存在しています。

生体は、常に健全な状態を維持するために、神経系、内分泌系、血液リンパ系、その他、さまざまな臓器と組織が、とても複雑に繊細に、そして理想的に連携して働いています。それは、人智を遥かに超えた素晴らしいシステムであり、私たちすべての人に備わっています。

ところが現代人は、その自己治癒力をあまり大切にせずに、化学的に合成された薬に頼ってしまう傾向があります。

薬であれ、手術であれ、どんな方法を使ったとしても、すべての病気の治癒はこのシステムの働きによるものです。

その治癒免疫システムの要となっているのが、消化管と腸内細菌叢《ちょうないさいきんそう》です。

腸内細菌叢が善いバランスを保っている時は、免疫力が強化されます。消化管は植物に当てはめると根の部分に相当し、消化管の内容物や微生物は土に相当します。健全な植物は健全な土壌に育つように、健全な人体は健全な消化管を土台としています。

病気のほとんどは、食の異常と天意から外れた思いと行動にその原因があります。

食べ物は、薬を服用するように大切にいただきなさい。

（釈迦）

薬で補うは、食で補うに如かず。（薬で病気を治療したり健康補助することは、食で健全さを維持することにかなわない）

（養生訓／貝原益軒《かいばらえきけん》）

食べ物について理解しない人が、どうやって病気を理解できるのか。

あなたの食事を薬としなさい、あなたの薬は食事としなさい。

（ヒポクラテス）

万人に適した共通の食生活や食養生というものはありません。
実は地球人は、外見は似たような形をしていますが、その中にさまざまな精神階層の魂たちが、さまざまな体質の肉体を纏《まと》うことによって、この地球に学びに来ているからです。

食生活は、一人ひとりが受け継いだＤＮＡや体質、生まれ育った環境と現在の環境、経済状態、年齢、人生の目的、人生のステージ、仕事などに大きく左右されます。

各自が、毎日しっかりと内観をして身体の声を聴いて、身体が必要な物、身体の細胞が喜ぶものを選ぶのが一番です。
いきなり身体と最適な食事を合わせることは難しいかもしれませんが、少しずつ確実に自分にとって最高の食事になっていくはずです。

よくベジタリアンと肉食の、どちらが良いのかが議論されますが、そういった議論は、全く意味がありません。

どのような食事が今の自分の心身に適しているかは、自分自身が責任を持って向き合うべき課題なのです。自分の心と身体によく聞いて判断してください。

たとえ一億人にとって最適な食事があるとしても、それが自分に当てはまるかどうかは別問題です。一億人いれば、一億通りのルールがあるのです。

私の家庭は国際結婚ですので、私は玄米と菜食中心の日本の伝統食、パートナーはパンと肉食中心の典型的な欧米食です。お互いの食生活を尊重し、ケンカをすることも無く、調理は個別に行っています。ちなみに、買い物は私が行くことが多いので、一つの買い物カゴの中に、東西の世界の多様性を見ることができます。

私がオーストラリアの砂漠地帯にいた時に出会った現地の人たちは、皆ジャガイモとタマネギと牛肉だけを食べる生活を何十年もしていましたが、彼らは健康で、その食生活に満足していました。

自分が身体に入れる物について考えるなら、宗教的指導や社会的常識、本に書いてあったことや人に言われたことなど、すべての知識や思想よりも、まずは自分の身体の声によく耳を傾けてください。

頭で決めたことは長続きしませんが、ハートで決めたことや身体の声に素直に従ったことは長く続けられるものです。

特に菜食主義や肉食主義といったカテゴリー分けにこだわりすぎて、自分自身を囚われの枠に落とし込む必要は全くありません。枠にはまり過ぎることによって、自分の身体の細胞の声を無視するようでは本末転倒だからです。実際に、○○主義という枠に囚われすぎて、身体を壊してしまう事例もよく見られます。

人は、各々が人生の様々な目的を持っていて、それに適した身体づくりを行うことが出来ます。

速く走れるようになるための体、重いものを持ちあげられるような体、長時間の瞑想に適した体など、**人生の目的に適した体をつくるためには、各々の目的に応じて、最適な食べ物が必要になります。**

食事内容は、筋力レベル、高い知的レベルの維持、注意力、認識力、反射神経、敏捷《びんしょう》性、心の安定、その他、あらゆる肉体の機能に大きな影響を与えます。

自分の人生の理念をしっかりと定めて、それを基調にして、自分が摂るべき食生活を

考えて実践してみましょう。

子供は、甘味、塩味、旨味を好み、酸味や苦味のある食材は嫌います。それは成長過程において、甘味（エネルギー）、塩味（ミネラル）、旨味（栄養）が自分に必要であることを本能的に感じているからです。酸味を嫌うのは、腐敗や未熟な果実の可能性があるためです。また、子供が最も嫌うのが苦味です。それは、毒性物質から自己防衛するためには、特に苦味に敏感になる必要があるからです。

苦味以外の受容体（生物の体にある外界や体内からの何らかの刺激を受け取る構造）は１〜３種類しかないのに対して、苦味の受容体が25種類もあるのも生体防御のためです。

ただ、人生の初期段階で間違った食生活に慣れてしまうと、自己防衛本能でさえ正確さを欠いてしまいます。

伝統的な和食中心で育った子供の場合、酸味や苦味のある食材でも、必要と感じると美味しそうに食べるようになります。自分で食のバランスがとれるようになっていくのです。

子供には、「好き嫌いなく食べなさい」と強要するのではなく、まずは和食で強い消化力と正しい味覚を養うことが先決だと思います。正しい味覚を養うと、自ずと自分が必要な食材が明確になっていきます。

今の社会は、玉石混淆《ぎょくせきこんこう》の情報に溢れています。それに伴って、主体性なく、情報に流される人も多くなりました。

情報を流す大元には、必ず意図があります。企業であれば、経済的な理由が必ず絡んできます。そして情報のほとんどすべてが、現世利益的なものばかりです。

大切なのは、情報に流されることなく、自分に最も適した食生活を自分で学んで考えて構築することです。

何度も繰り返し強調することですが、まずは**自分の心と身体の声を聴くこと**、これが最も重要です。

声を聴いてはならない部位

食事を選ぶ時に、声を聴いてはならない部位があります。

それは、**舌と目です。感覚器官の中で、最も制御が難しいのがこの二つになります。**

舌と目を喜ばせる食事は、身体の細胞に良いとは限りません。むしろ良くないことの方が多いでしょう。特に舌の奴隷になってしまうと、やっかいです。


聖書には、美食を避けた４人の賢い若者たちの話が出てきます。

ユダ王エホヤキムの治世時代、バビロンの王ネブカデネザルはエルサレムに侵攻し、陥落させます。ネブカデネザル王は宦官長《かんがんちょう》に、イスラエルの人々の中から、身に傷がなく、容姿が美しく、知恵と知識があって、思慮深く、王の宮に仕えるに相応《ふさわ》しい若者を連れてくるように命じました。

宦官長は、多くの若者を集めてきますが、その中にユダの部族のダニエル、ハナニヤ、ミシャエル、アザリヤという４人の若者がいました。

王は、若者たちに日々の食事として王と同じものを与え、王が飲む酒と同じものを飲ませ、3年かけて彼らを教育した後に、彼らを王の侍従として仕えさせることを計画していました。

ところが、ダニエルら4人は、自身の清浄さを保つために、王の提供する贅沢《ぜいたく》な食物と酒を拒否します。

宦官長はダニエルに、「私は王と同じ高級な食べ物と飲み物とを与えるよう、王から命じられている。それを拒否して粗食のままで、お前たちの健康状態が、同年代の他の若者たちよりも悪くなると、私が困るのだ」と言いました。

そこでダニエルは宦官長に次のように言いました。

「どうぞ、私たちを10日間試してください。私たちに野菜だけを食べさせ、酒ではなく水を飲ませ、それから私たちの顔色と、王の食物を食べる若者の顔色とを比べてみてください」。

10日後、彼らの顔色は王の食物を食べたすべての若者たちよりも良く、立派で美しい体格でした。宦官長はそれ以降、彼らの食物は野菜にして、酒も与えませんでした。

こうして、ネブカデネザル王が命じた教育期間が満了し、宦官長は若者たちを王の前に連れていきました。

王が彼らと語ってみると、すべての若者の中で最も優秀だったのは、ダニエル、ハナニヤ、ミシャエル、アザリヤの４人でした。彼らは、王の侍従となりました。

彼らはその後、知恵と理解において、全国の博士や知識人を遥かに超える優秀さで王に仕えることとなりました。

ヨーガの聖典「ヨーガ・スートラ」を著した伝説の聖者パタンジャリ師は、「**舌を完全に制御することで解脱へと向かう**」と述べました。

これには、口の中に食材を入れる時の味覚と、何かを話す時の内容の両方を完全に制御するという意味があります。

驚くことに、美味しいものを取り憑《つ》かれたように食べながら酷《ひど》い悪口を言う人たちは、いまだに多いのです。自分の舌が制御できない人は、いずれ心の平安を失い、欲望や執着、怒りや利己心などが内側に定着しやすくなります。

江戸時代の貝原益軒が著した「養生訓」にも「飲食を少なくして胃を養い、言葉を少なくして氣を養うべし」と述べられています。

動物たちの食

私たちは、地球上の様々な動物たちの食から多くのことを学ぶことが出来ます。

動物たちは、いつでもしっかりと自分の身体の声を聴き、最適な食事を選びます。しかも自分に本当に必要な量だけを食して、人間のように飽食をすることはありません。

世界最大のイカ、ダイオウホオズキイカをご存知でしょうか？

その体長は、マッコウクジラよりも遥かに大きな生物です。

ロードアイランド大学とリスボン大学の調査チームが、ダイオウホオズキイカの生態を研究したところ、驚くべき事実が判明しました。

推定体重５００kgという巨体のダイオウホオズキイカが、たった５kgの魚一匹を食すだけで、２００日間の生命活動に充分であることがわかったのです。

クジラを襲うといった凶暴なイメージの強いダイオウホオズキイカは、実は自分から積極的に獲物を襲うことはなく、やってきた獲物だけを捕まえて食べていました。驚くことに、少食で優しいイカだったのです。

それに比べて、人間はどうでしょう。体重50kgであっても、毎日大量の動植物を食べています。本当は、もっと少食でいいのではないでしょうか。

もともと生き物の肉体は、必要以上に多くの食べ物を摂取しなくても生体が維持できるように創られており、逆に過食によって吸収された後に、体内で発生する老廃物を充分に処理できなくなることが病気を引き起こす原因となっています。

実際に、小鳥から大きなゾウやクジラまですべての動物たちは、食べ過ぎることはしません。人間だけが節操《せっそう》無く、食べ過ぎます。

食べ過ぎは、自分の大切な身体への暴力行為です。

そして、身体の負担だけでなく、お財布へも負担をかけて、環境への負担も大きくなります。さらに、物質レベルでもエネルギーレベルにおいても、食への強い執着は心と身体を汚すということは覚えておいた方がよいでしょう。

苦味と渋味の許容性が狭い動物は、食べられる植物がかなり限定されるのですが、人間は、苦味と渋味に対する許容性が広いために、様々な植物を口に出来る仕組みになっています。これも生物学的に飽食に繋がりやすい傾向を生み出します。

「飽食」や「呆食」は止めて、「宝食」や「奉食」へと変えていくことが、正しい食の在り方だと思います。

動物たちが、自分の身体の声にしっかりと耳を傾けて、必要な食事を選んでいるという事実は、病気の時にさらに顕著になります。

野生のチンパンジーは病気になると、普段は食べない植物を積極的に摂取し、それによって病気が治ることが確認されています。

インドの象使いたちは、ゾウが病気になると森へ連れて行きます。そこで、ゾウは自分の病気に必要な薬草を食べるのです。ゾウは、自分が必要な薬草を正確に見分けることが観察されています。

ウガンダとケニア国境にエルゴン山という山があります。この山にあるキタム洞窟は昔からゾウが岩塩を食べに来ることで有名です。この洞窟に辿りつく道は険しく危険ですが、ゾウたちはあえてそこにやってきます。この岩のミネラルが彼らの健康に役立つことを知っているからです。

オーストラリアのコアラは、様々な種類のユーカリの葉を食べています。ユーカリの種類によって、コアラの体温を高めるものと低めるものがあり、コアラはそれらの葉を食べ分けることで、自らの体温調節を行っていると考えられています。

インドの水牛は、下痢をすると普段食さないキョウチクトウ科の植物の樹皮を食べます。この樹皮には、止瀉薬《ししゃやく》（下痢の症状を改善する薬）として人間にも使われている成分が含まれています。

アラスカのヒグマは、特定の植物の根をよく噛んでは吐き出して、身体に擦《こす》りつけます。この根からは、外部寄生虫を殺す成分が検出されています。北米の先住民も、この根で同じことを行っていますが、ヒグマに倣《なら》ったことが知られています。

アフリカのセレンゲティ平原では、ヌーたちは普段青々と草の生い茂った北部にいますが、子育ての時期になると火山の麓《ふもと》のカルシウムとリンを豊富に含む土壌のある南部へと移動します。この土壌で育った草は、子育てに必要な母乳のための栄養素を豊富に含んでいるのです。

エチオピアのヒヒたちは、バラニテスの実を食べることがありますが、この実には現地の寄生虫である住血吸虫《じゅうけつきゅうちゅう》の幼体を殺虫するディオスゲニンを含んでいることがわかっています。しかも、住血吸虫の感染リスクがある地域のヒヒたちだけがこの実を食べています。

野生動物は、基本的に有毒植物は食さないので中毒にはなりにくいのですが、タテガミオオカミやサイなどは、有毒成分が含まれているナス科の植物を、あえて定期的に食べることが知られています。これは、最近の研究によるとホルミシス効果（大量では有害な作用をするものが、わずかな量だと体に生理的な刺激を与えて活発化させる現象）によって免疫力が強化される役割があることが明らかになりました。

人間でさえ、ホルミシス効果について知らない人が多いのに、なぜ動物たちはこのようなことを知っているのでしょうか。「本能があるから」と一括りにされてしまいがちですが、なぜ知能の発達した人間には出来ないのでしょうか。

人が自分に必要な薬草を見抜けないのは、野生動物と比べて、自然との調和から乖離《かいり》し、自分の身体に備わっている内的感覚が閉ざされてしまっていることが大きな原因でしょう。

動物たちの食性は、その肉体的特徴にもよく出ています。

彼らの身体の構造と食性は、驚くほど完璧に合っています。それらは、特に歯、爪、胃腸などの身体的形態、身体の機能的な特徴などに表されています。

肉食と菜食では、食事の回数がかなり違います。それは消化システムが全く違うからです。腸の長さは、肉食動物は体長の２〜３倍、草食動物は体長の５〜６倍あります。**人は、草食動物に近い消化器系器官を持ち、歯の構造も草食に適した構造をしています。**手や爪も獲物を捕まえて食べるのには、適していません。胃酸の濃度も、肉食獣は肉を消化するために濃く、それに比べて人や草食動物は薄くなっています。

腸の長さと食性には大きな関係があります。

それぞれの食性に最も適した腸の構造が確立されています。

一般的に、生肉が腸を通るのに約70時間かかります。加熱した肉は50時間、加熱された野菜は24時間、生野菜は12時間、果物は２時間です。

だから、肉食動物の腸は、草食動物の腸と比べて短い構造になっています。体温で温められた腸内の肉は、長い時間腸の中に留まると腐敗が始まってしまうからです。

トラやライオンは、1~2週間に1回食事をします。ヘビは2週間に1回です。巨大なダイオウイカは半年に1回とも言われています。

1回食べて消化吸収したら、しばらくは腸を休める必要があるため、ほとんどの肉食動物は、毎日食事をしないのです。

人間は、本来肉食動物ではありません。

そのため、人が必要以上に肉を食べ続けた場合、腸内細菌叢のバランスが乱れ、睡眠時間が増加し、身体が重くなり、脳の明晰さが低下し、細胞の修復能力の低下、そして心身の感受性が低下すると言われています。また精妙なエネルギー領域への感受性は鈍くなり、霊的能力は閉ざされます。

このようなことから、日常的に瞑想したい人、直感を大切にしたい人、霊的進化を望む人は、肉食を極力避ける方が無難でしょう。

身体の細胞が喜ぶ食事を選ぶように意識していると、次第に、感覚的に、自分に最適な食事を選べるようになっていきます。

肉食と植物食

ただし社会的な成功や肉体的な健康などを超えて、霊的進化を見据え、宇宙に存在するとても精妙な領域にアクセスしたいのであれば、肉体の声を超えた配慮も必要になります。

そもそも「健康」とは、易経《えききょう》の「健体康心《けんたいこうしん》（健やかな体と康《やす》らかな心）」が語源ですが、そこには霊的な要素が明確に示されていません。しかし、惟神の道を歩む人は、霊的進化を考慮することも必要です。

また現在ではＷＨＯ（世界保健機関）でも、体と心に加えて、霊的健康も健康の定義に入れようと検討しています。

特に日本人は、宇宙の精妙な領域を感知しやすい特殊能力を持つ民族です。

日本人の身体は、その霊的能力を最大限に活かすための遺伝子構造を持っています。そのため、自分の身体の声に耳を傾けたさらに先に、自分のエネルギー体にも耳を傾けます。そして、そのさらに先には、**静寂の中で、自分のハートに鎮座する心神の声にも耳を傾けます。そこで出てくる指針が、今の自分に最も必要なものになるのです。**

人間の肉体は、地球の素材から出来ているため、基本的に大地に引かれる、動物的な力を持っています。また、自己保存の本能から、自我が強まり、自分の肉体を結界とする思いが身体に定着しています。

そしてそこから、自分に結界を張らないと安全ではなくなるという妄想が生まれます。これが心を物質世界に閉じ込めることになります。

ただ、人はそれと同時に、すべてのものと繋がりたいという神聖な思いも持っています。

人体は肉体中心のものだという間違った認識でいると、この二つの相反する思いが、心の中で対立してしまいます。

でも、肉体だけでなく、微細体、原因体までの広い視野を持って捉えることが出来れば、この二つの思いを協力させて、より高い境地へと向かわせることが出来るようになるのです。

瞑想を始めると、瞑想に適した食材を選ぶように心と体が変化していきます。同じように、一度霊的な感覚が芽生えてくると、霊的感覚を明晰《めいせき》にするような食材を選ぶようになっていきます。

それに伴って、自然な流れで「浄化食」というものが必要になってきます。これについては後述します。

それぞれの食材の性質には、特徴があります。

肉食は、人の心を地上、そして物質エネルギーと結ぶ作用があります。動物的な本能と魅力が強化され、地上にしっかりと根ざすため、外的世界の探求には優れています。

社会的に何かを構築したり、勇敢に何かに挑戦したり、闘争心や独立心を強めたり、肉体的な感覚を大切にしたり、人と人との情熱的で動物的な関係性を築くために役に立つものです。

ただし、霊的な感覚は濁り、肉体にがっちりと囚われることになります。歳をとっても、艶のある動物的な魅力を好むのであれば、肉食が適しています。でも、物質世界に囚われてしまうために、心の平安からは遠ざかり、霊的な成長は難しくなってしまいます。

一方で、**植物食は、人の心を宇宙、そして非物質エネルギーと結ぶ作用があります。霊的な感覚が清浄化されるため、内的探求に優れています。**

惟神の道を歩み、霊的な向上を目指すのであれば、こちらが優先されます。

ヨーガという言葉には「結ぶ」という意味がありますが、これは、人と創造神の結びを意味しています。**個人という狭い枠を取り外して宇宙全体と繋がっていくためには、植物の力が必要となります。**

「大衆の威神力《だいしゅのいじんりき》」という言葉があります。

崇高な事を成し遂げる時に、多くの人が自発的に力を合わせる時の集合力です。日本人がこの力を発揮しやすいのも、植物食中心で生きてきた民族だからです。

植物は、花を開花させて太陽に向かうエネルギーを表現しますが、植物を食べた人間は、そのエネルギーを体内で内なる太陽（内在神）へ向かうエネルギーへと変換させます。このエネルギーはとても精妙で、植物の種類によって、内在神へのさまざまな質の多様性が見られます。

同時に、植物は神経系を常に良い状態に保ってくれます。自分の思考を明晰に、軽くしてくれます。波動の明るい血液を保てます。

ただし、霊的な向上心を持たないままでは、菜食にしてもあまりメリットはなく、場合によっては不調和となることもあります。

自分自身の理念と理想を定めて、その思いから食生活が決まります。そして自分で決めた食生活によって、心身は着実に創られていきます。

食による影響はとても大きいことを理解しておいてほしいと思います。

食に関しては、排他的な○○主義者になる必要はありません。

例えば、自分を頭の中でヴィーガン（完全菜食主義）と決めた瞬間から、硬い枠が出来てしまい、自分の身体の細胞に耳を傾けなくなってしまいます。また、それを人にアピールしたり、肉食中心の人と議論したりするのは何ら意味の無いことです。

一番良くないのは、ガチガチに思想を固めて、柔軟性を無くしてしまうことです。自分の身体のバランスは、ずっと一定な状態ではありません。常に主体性を持って自分の身体とエネルギーに耳を傾けることで、柔軟に楽しんで調整していく必要があります。

惟神の道を歩む上で、いずれ自然に、肉を食することが受け入れられなくなってくる時期が来ます。それは、霊的に自然なプロセスです。真我の探求には、神聖な性質を身につける必要があるからです。

頭で考えるのではなく、情報に左右されて菜食中心に移行するのでもなく、真我探求への強い思いによって、生理的に肉食が受け入れ難くなってくるのです。

惟神の道で、身口意の清浄化を進めていくと、いずれは自分の肉体に対してさえも嫌悪感が発生する流れが、ヨーガの聖典「ヨーガ・スートラ」にも示されています。

肉食が多い西洋でも、理性を研ぎ澄ますために菜食を選ぶ人たちが多くいます。有名なのは、古代ギリシャのピタゴラスとその弟子たちです。肉食が当たり前の古代ギリシャにおいて、ピタゴラスは、肉食は人間の理性を狂わせると公言し、徹底した菜食を実践していました。

裁判官たちに、公正に審議するために肉食を控えるよう進言したという記録も残されています。

古代ギリシャでは生贄《いけにえ》を捧げる風習もありましたが、ピタゴラスは、動物を殺す代わりに蜂蜜や薬草で代用しました。有名な「ピタゴラスの定理」を発見した時には、神への感謝として、蜂蜜と植物を使って作った食べ物を牛の形にして１００頭捧げたとされています。

ここからも、ピタゴラスが霊的理念を明確にしていたことが伺われます。ピタゴラスは、学者ではなく霊的探究者だったのです。

ソクラテスも菜食であり、その弟子であるプラトンは、ピタゴラスの影響を大きく受けていたことは有名で、理想的な国家の人の食べ物として、菜食中心のメニューを提示しています。

また、ベジタリアンという言葉が無い時代、野菜を中心とした食事をする人たちを西洋では「ピタゴリアン」と呼ぶこともありました。

私は生きるために、奉仕するために食べる。時に、楽しむために食べることがあっても、享楽のために食べることはない。

（マハトマ・ガンディー）

心の健全さは、摂取する食べ物の清らかさと、思いと言葉と行動の清らかさに比例します。

（サティヤ・サイ・ババ）

日本人の腸と肉食

長い歴史の中で、日本人は穀物を中心とした草食系民族として、発展してきました。それは、日本人の身体的、そして精神的特性を最大限に発揮するものだからです。

日本人は、自然界と一体化する能力、物質世界を超越したエネルギー世界を認識する能力、すべてのものを一つに和する能力に長けた民族です。

この特性を発揮させるためには、日本人に合った食生活がとても重要になります。

日本人は、穀物中心の食生活である一方で、欧米人は肉食中心の食生活であるところが多いのですが、それは腸の長さにも明確に顕《あらわ》れています。

体の小さい日本人の腸の長さは、およそ８～９メートル。

体の大きい欧米人の腸の長さは、およそ５～７メートル。

腸の長さが、日本人と欧米人では全く違うのです（このデータは１８００年代後半の26人の日本人のものだそうです。現代に当てはまるのかは不明です）。

日本人の腸が長いのは、穀物をしっかりと消化吸収して、なおかつ有用な細菌群を安定して増やすために適した長さになっているからです。

このような長い腸を持つ日本人がお肉を常食するとどうなるでしょうか？

お肉は、穀物の何倍も消化に時間がかかります。そのうえ、日本人は動物性タンパク質の消化に慣れていないために、分解吸収も上手くいきません。

お肉は、暑い夏に外に放置すれば、すぐに腐敗していきます。腸の中は、真夏の猛暑と同じ温度なので、長時間停滞していれば、腐敗が始まってしまうのは自然なことです。

腸をはじめとする食物や液体の収まる臓器のことを「腑」ともいいます。「腑」は、肉を表す「月」に「府（物を蔵する所）」が合わさった漢字です。この「府」という漢字の中に「肉」という漢字が入ると、「腐」になります。

欧米人の腸は短いため、肉が腐敗する前に排泄されますが、腸が長い日本人の場合には、便として排泄される前に、腸の中で腐敗が始まってしまいます。そのため、腸の中に多くの酸化した老廃物を抱え込むことになり、その毒素は毛細血管から吸収されます。その結果、血液が穢れてしまうのです。

昔の日本人の食卓には、毎回お肉が並ぶことはありませんでした。

肉食が一般的になったのは、１９５０年代の高度経済成長期あたりからのことで、その歴史は浅く、身体が追い付いてきていません。

日本で肉食が一般的になってから、大腸がんが増えているのも決して偶然ではありません。片頭痛や気象病が急増したのも、食の欧米化と添加物などに起因するところが多いようです。

数多くの難病を治癒に導いたエドガー・ケイシーは、片頭痛の治療において「腸内の食べ物の腐敗が原因である」と言及した症例が多く、腸内洗浄を勧めて実際に治癒に導いています。

傾腸─腸からのお便りを大切に

食べ物を消化する時には、自分の身体の酵素と同時に、食べ物に含まれる酵素が加わるとさらに良いのですが、火を通し過ぎた食品や化学物質漬けの加工食品は、食べ物に含まれている酵素が死滅し、エネルギー的にも重く不活発な状態になっています。

目の前に、新鮮な野菜料理、血のしたたる肉汁たっぷりのステーキ、気軽に食べられるレトルト食品が置かれ、その3つの食事から選べるとします。

選んだものを毎日食べ続けるというルールだとしたら、この3つの食事を目の前にして、どれを選ぶでしょうか?

自分の舌の味覚や触感で決めるのではなく、身体の細胞が喜ぶかどうかを基準にしてください。どんな食事が身体の細胞が喜ぶか、心が浄化されるか、本能的にわかるはずです。

例えば、病気で入院している人に持っていくとしたら、どれを選びますか?

子供たちに毎日食べさせたいのは、どれでしょうか?

自分の健康状態をみるなら、大便と小便を見てみましょう。

大便は身体からの大きな便り、小便は小さな便りです。

ここに健康状態が書き込まれているのです。

大きさ、色、形、匂い、回数などから、様々なことがわかります。

大きな便は、食べ物の残渣《ざんさ》が3分の1、腸内細菌が3分の1、古くなった腸粘膜が3分の1で構成されているそうです。

おならでも腸内細菌叢の健康状態がわかります。おならは、鳴らすの「なら」に丁寧な接頭語の「お」をつけたものです。漢字では「屁」と書きますが、「尸」は人の後向きの様子を表し、「比」は臭いを嗅ぎ比べて体調を確認するという意味になります。

少食で身体の小さい日本人と、大食で身体の大きな欧米人では、どちらの便が大きいと思いますか?

実は、日本人の便の方がはるかに大きいのです。それは、食べ物により多くの食物繊維が含まれているからです。ある調査によると、日本人の平均は一日200g。アメリカ人は100g、世界で一番重いのは、ケニア人の520gでした。ちなみに、戦前の日本人は400gだったそうです。

日本人の便は水に浮いて、欧米人の便は水に沈む傾向があるようですが、これも食物繊維の差によるものでしょう。

世界各地の人の便の量と病気を調べた研究では、便の量が多いほど、病気が少なかったそうです。

腸の状態に耳を傾ける「傾腸」は健康には必須です。

大自然の一部である野菜の力

神は言われた、「私は全地にある種を持つすべての草と、種のある実を結ぶすべての木をあなた方に与える。これはあなた方の食物となるであろう」

（創世記第1章29）

人間と植物界は、相補的な関係性があります。そのため、人は、波動を通して植物との関係を強化することによって、内的世界の資質をバランス良く強化することが出来ます。

日本は、気候も土壌も植物の生育に適した、野菜や果物の宝庫ともいえる国です。

野菜は、鉱物界が主体の土壌から、炭水化物やタンパク質、脂質などを創り出してくれます。

「土」という字は、神の法則である天意を象徴する真十字「十（天に伸びる『｜（火・カ）』と水平に広がる『一（水・ミ）』）」を真っすぐに安定した土台「一」を付けて「土」という字になったものです。

この地上で天意を表現する土台となる大切なもので、地上のすべての生命体は、この土から創られています。


この土の恩恵を受けて成長する植物は、人の体を維持するために必要な栄養素のすべてを創出してくれる他、病気になった時に回復させるための成分をも作り出しています。現代の医薬品の多くは、植物由来または植物の成分を参考にして作られたものです。

「薬」は、草冠に楽になると書きます。

人の体に対して薬効の無い植物は、この地球上に存在しないのです。

ただ現在では残念なことに、人の欲望によって野生種が絶滅寸前まで激減した植物も数多くあります。また、野生種と栽培種では、薬効成分が違ってきます。

古代インドで医王と呼ばれ、お釈迦様を看取った医師であるジヴァーカが、タキシラ王国のヒンカラ師の元で修行していた頃の話を思い出します。

ある時ヒンカラ師は、ジヴァーカに「薬にならない草木があったら、それを採ってきなさい」と命じました。

ジヴァーカは、薬効の無い植物を求めて、山野を探し回りましたが、あらゆる植物に薬効があったために、空の籠を持って師匠の元に戻ったといいます。

ジヴァーカが「師よ、私はあらゆる所に行き、様々な植物を見てきました。でも、薬にならない草木は一つもありませんでした」と報告すると、これを聞いた師は、「これで医術の修行は終わりだ。現在私はインド一の名医と呼ばれているが、いずれお前がそう呼ばれることになるだろう」と言って、修行は修了したとの話があります。

例えば、私たちが日常によく口にするタマネギを例にしてみましょう。

タマネギは、食用の他にも、古代から薬や様々な儀式や占い、おまじない、染料などにも用いられてきました。

タマネギは、日本では古くから染料としても用いられてきました。タマネギの乾膜質《かんまく》の皮を煎汁《せんじゅう》で染めて、明礬《みょうばん》や灰汁《あく》の媒染《ばいせん》で黄色く、鉄の媒染では暗褐色に、石灰水と鉄の媒染では赤褐色に、石灰水では明るい黄色に、また錫《すず》の発色を利用してやや赤みがかった黄色から橙《だいだい》色に染める時に使います。また、藍染を行ったものに、タマネギ染めの明礬媒染をすると、綺麗な緑色に染められます。

タマネギは、医療や民間医療における薬として、世界中で使われてきました。普段は何気なく捨ててしまう、一番外側の茶色い皮にさえ、素晴らしい薬効が確認されています。

タマネギの薬効は多岐にわたります。がん（特に消化器系がんの予防）、各種消化器疾患、心臓病、脳卒中（高コレステロール血症、高中性脂肪血症、血栓、高血圧、動脈硬化の予防・改善）、糖尿病、風邪、気管支喘息の発作抑制、骨粗鬆症《こつそしょうしょう》（骨吸収抑制、骨量の改善）、発熱性疾患、感染症、歯肉炎、各種皮膚疾患、精神安定、不眠解消、疲労回復、性欲減退などの治療に用いられてきました。

解毒・肝機能の強化・視力強化・老化防止、抗炎症作用、殺菌作用、抗ウイルス作用、抗アレルギー作用、抗腫瘍《しゅよう》作用、抗喘息作用、血糖値調節作用、血中脂質調整作用、繊維素溶解促進作用、血小板凝集抑制作用、発汗作用、活性酸素除去作用などが確認されています。

今回は身近なタマネギを例にしましたが、**すべての植物、すべての野菜には、健康を増進する作用が多く含まれています。**

薬として使う場合には、適切な病態に、適切に使う必要があることは言うまでもありません。

また、調理法によっても、効能は変化します。**生野菜は氣のエネルギーを満たしていき、温野菜は身体を休息させて労わります。**そのため、朝や昼には生野菜を食べて、夜休む前には温野菜にするというのも一つの方法です。

調理する時に、野菜を手に取ったら、いきなり洗ってまな板に置くのではなく、まず手の中に包み込んで、ゆっくりと野菜の命と会話してみてください。

野菜に真剣に向き合うことは、自然と向き合うことでもあります。

今の現代社会、特に都会では、自然と向き合う機会が激減しています。自然と触れ合うことの素晴らしい効能は、多くの研究でも実証されています。

手の中にある小さな野菜という生命体も、大自然の一部です。それをしっかりと感じられる感性を磨いていけば、心がより美しく豊かになっていくでしょう。

食事で身体を健康に保つためには、食材を「アルカリ性80%、酸性20%」にするとよいことが多くの難病患者たちを治癒に導いたエドガー・ケイシーによって示されています。

アルカリ性の食材の代表は、野菜と果物です。

酸性の食材の代表は、穀物や肉類です。

現代社会では、この比率がかなり崩れて、酸性の食材に偏った食事が多いように思えます。ご飯とお肉主体の生活になっていないでしょうか。それでは身体は、酸性に傾いてしまいます。

野菜中心の食事が、健康に良いことは最近の医学論文でも数多く示されています。

野菜には、地上で収穫されるものと地下から収穫されるものがあります。

これらは、異なる波動を持っています。

地上で収穫される野菜は、血液の浄化や心の発達に役立ちます。

野菜を食べる時に、理想的には、地上の部分から収穫される野菜と地下から収穫される野菜の割合を、３：１にすることを意識するとよいでしょう。


また野菜は、意外と捨てるところがありません。

皮も根の髭《ひげ》も有効活用できるのです。

道元禅師は、「食材を自分の眼のように大切に扱いなさい」と説いていますが、人間の身体で考えてみると、目も小指も髪の毛も大切な身体の一部であり、切り捨てられるものなどありません。野菜も同じように考えると、食材をすべて使い切ることに繋がっていきます。

野菜を大切に使い切る心がけによって、余った切り屑が、「ゴミ」ではなく「御美」に変わります。


野菜は、出来るだけ新鮮なものを選びましょう。

収穫直後が最もエネルギーが高く、栄養が豊富だからです。

出来るだけ地元か近郊で収穫した新鮮なものがおすすめですが、都会では地元産だけで賄《まかな》うことは出来ません。最近は流通の発達で、かなり遠くからでも新鮮なまま入手できるようになっているので、うまく利用すると良いでしょう。

生で美味しく調理できるものは、加熱しない調理法を選択肢の一つに加えることもおすすめします。

果物は、最も消化が速く、最も老廃物が少ない食材の一つです。その恩恵は、果物だけを数日間食した時に感じられます。

果物は、食事とは別にそれだけで食す方が適した食材なのです。

例えば、柑橘《かんきつ》類の果物は、穀物と一緒には食べません。穀物が胃の中にある時に柑橘類の果物が入ってくると、胃は胃酸の分泌を止めてしまいます。その結果、胃の内容物は未消化のまま腸へと送られてしまうことになります。

特に気を付ける必要があるのはリンゴです。エドガー・ケイシーは、リンゴは消化をコントロールする力が強すぎるために、他の食事と一緒に摂取すべきではないと警告しています。

それは、生のリンゴと他の食材が胃の中で混ざることで、消化不良を起こしやすくなるからです。リンゴを食べる場合には、単独で食すことと、出来れば生のままではなく加熱することも勧めています。

ただし、ケイシーは、生のリンゴだけを食べるリンゴを使った体内浄化法も奨励しています。これは固形食をリンゴだけにして、3日間生のリンゴだけを食べて、最終日の夜にオリーブオイルを大匙3杯飲むだけのシンプルなものです。

果物こそ、輸送問題の無い、国産のものを選ぶべきです。

生野菜のサラダには、亜麻仁油《あまにゆ》などを使った自家製ドレッシングをかけることがおすすめです。添加物が入った市販のドレッシングよりもわずかに価格が高めになりますが、後から医療費に費やされるよりははるかに有益です。

野球のイチロー選手は、日本で大活躍していた時代には日本一年俸も高く、約20億円は稼いでいました。でも、アメリカの大リーグに行く時には、貯金はほとんどありませんでした。将来を見据えて自分の身体にすべてのお金を使ったのです。そしてもちろん、その後大リーグでも大活躍をしています。

肉体は、一生に渡って大切に使う乗り物です。旅行などの遊行費を捻出するために、食費を節約して安い粗悪な食品にするのでは本末転倒です。

ここでは紙面の都合で言及できませんが、各種疾患を持っている人は、食事療法がとても大切になります。エドガー・ケイシーのリーディングを少し紹介します。

慢性皮膚疾患や悪性腫瘍のある人は、ナス科の野菜は避けた方が良いことを知っておいてください。

ナス科の植物は、世界に2678種、日本に20種ほどあります。一般的に売られているものには、ナス、トマト、ジャガイモ、ししとう、トウガラシ、ピーマン、パプリカなどがあります。

ちなみに、夏の野菜であるナスは、夏の暑さに対して身体をしっかりと冷やす効果があります。そのため、「秋ナスは嫁に食わすな」という格言があります。秋の冷え始めた時期に、身体を冷やすことは妊娠した女性には良くないからです。

また、ヘルペスや口内炎がよくできる人には、リンゴを避けるべきです。

リンパ管とリンパ液の浄化には、生野菜の中でも、レタス、セロリ、ホウレン草、ニンジン、タマネギなどが適しています。

生野菜を食べる時には、週に3回ほどはゼラチンや寒天を加えると、野菜の持つ力を引き出してくれます。

眠りの質を良くするには、水に少量のレモン果汁と天然塩を入れて飲みます。

爪や毛髪を美しく保つには、ジャガイモの皮と皮に近い部分、調理したリンゴの皮、アンズの皮が適しています。抜け毛を防ぐには、ジャガイモの皮のスープが有効です。3〜4個分の皮を少量の水でスープにして、週に2回飲みます。

糖尿病予備軍には、キクイモを週に2回食べます。1回目は生で食べて、2回目は煮て煮汁ごと食します。

野菜を食えば、仁の心が養われる。

（三鏡／出口王仁三郎）

健康寿命に影響を与える酵素

消化に必要な酵素には、体内酵素と食物酵素の２種類があります。**体内酵素**は、細胞が作り出す酵素で、生成に限りがあります。体内酵素には、消化酵素と代謝酵素があります。

消化酵素は24種類、代謝酵素は２万種類以上が確認されています。さらに、腸内細菌たちも様々な酵素を持っています。

食物酵素は、食物に含まれる酵素です。食べ物自体の消化を促進することが出来ます。上手く利用できれば、体内酵素と共同して、理想的な消化をすることが出来ます。

また、食材同士の組み合わせも大切です。

例えば焼き魚と一緒に大根おろしを食べることは、大根おろしに含まれるタンパク質分解酵素（プロテアーゼ）や炭水化物分解酵素（アミラーゼ）、脂肪酸分解酵素（リパーゼ）などを一緒に取ることで、より良い消化吸収となることが示されています。

酵素は、体温で効率よく働き、体温以上の高温になるとその働きを失います。48℃では2時間、50℃では20分で失活します。そのため、加熱調理した食材では食物酵素は失われますが、生の食材には酵素が含まれています。

酵素は、健康寿命に大きな影響を与えると言われています。睡眠や過剰なストレスも酵素が減ってしまう要因になります。

食事は、酵素と共に摂る方がはるかに効率よく消化され、エネルギーに変換されやすくなります。

新鮮で加熱していない自然のままの食材を、細胞が生きている状態でよく噛んで食べると、最大限に酵素が利用でき、より良い体づくりが出来るのです。

自分の身体の細胞は、何をどんなふうに食べた時に心地よく感じるのか、よく内観してみましょう。

この時、舌の味覚に頼ると、おかしな食事ばかり選びがちになるので、舌は無視してください。

食事の基本はよく噛むこと

日本人の一回あたりの食事時間は、戦前は22分、現在は11分と、半分の時間になりました。それに伴って咀嚼回数も、戦前の１４２０回から現代の６２０回と、やはり半減しています。

食事は、よく噛むことが基本です。

よく咀嚼することにより、唾液に含まれるペルオキシダーゼなど十数種類の唾液酵素が、効率よく働くようになります。人の唾液には、植物のでんぷん質を効率よく消化するために、唾液アミラーゼが含まれています。これは肉食動物の唾液からは分泌されない成分です。

お米をよく噛むと甘味が増すのも、お米自体の甘さではなく、唾液アミラーゼがお米のでんぷん質を分解して、麦芽糖に変換するからです。

唾液酵素は、食品に含まれる添加物の発がん性などの有毒性を消去することが確認されています。**口に入れた食べ物を30回以上噛むと良いというのは、唾液が咀嚼開始から30秒後によく出るためです。そして、食物に含まれる最も精妙なエネルギーを有する部分の吸収が促進されるのです。**

咀嚼は、固形の食事だけでなく、液体でも同じです。

昔から、「水はよく噛んで飲め」という言葉があります。

すべての食物は、よく咀嚼して、固形物であっても泥状にまで軟化させる必要があります。さらには、食物を口の中で噛む作業中に、唾液に含まれる成分とよく混ぜることによって、胃腸での消化吸収作業を最大限円滑にする準備が調っていきます。

口の中でよく噛むという重要な作業をしっかりと行いながら楽しめるように、私たちは神様から味覚というギフトを授かりました。

食べ物を最も味わえるのは、咀嚼中です。

胃に入ってしまえば、もう味はわかりません。

素材の美味しさを重要視した和食では、よく噛むことによって美味しさが口の中に拡がっていきます。和食中心だと、噛むことが嬉しく楽しい習慣になります。

噛む習慣が出来ると、夏の暑い時期は咀嚼回数の少ない料理が多く、秋冬は咀嚼回数の多い料理を選ぶ傾向が出てきます。これは、身体にとって理に叶っていることです。

一方で、ソースやケチャップ、マヨネーズなどで味つけされた柔らかい料理では、口に入れた瞬間に味わえるため、そのまま飲み込んでしまう習慣がついてしまいます。よくカレーライスやラーメンは飲み物だと言って、ほぼ咀嚼しないまま飲み込む人がいますが、それでは命を捧げた食材が泣いてしまいます。

季節に関係なく、飲み込む習慣が定着すると、咀嚼筋が少しずつ衰えていきます。すると、長く多く噛まなければならない食材を徐々に避けるようになるという悪循環に陥ってしまいます。

特に幼児期の咀嚼はとても大切で、幼児期に液体で育てたマウスの実験では、食べ物の硬さを識別する能力が低下し、咀嚼の動きが不安定となり、咀嚼による脳神経回路の発達に大きな影響が出ることが示唆されています。

様々な研究から明らかになったことは、**幼児期にしっかりと咀嚼することで、脳神経系の健やかな発達が促進される**ということです。

高齢者では、咬筋《こうきん》と口腔周囲筋の衰えが、全身の筋肉量減少と筋力低下と強い相関関係があることが確認されています。この状態は、サルコペニア（加齢に伴う筋肉量の減少や筋力の低下を指す疾患）といって、健康リスクを高めることが明らかになっています。

咀嚼の主な効能としては、より良い消化、唾液分泌の促進、肥満防止、味覚の発達、脳の活性化、口腔内の健康維持、がんの予防、健全な胃腸の維持、顔の筋肉の維持（顔の老化防止）、認知機能の維持、記憶力や集中力の向上などがあります。

咀嚼は、脳の血流量を増加させて、記憶の司令塔と呼ばれる海馬《かいば》の神経細胞の数にも影響を与えることが確認されています。

よく咀嚼することによって、食事の質は一段と良くなります。

また、次のようなことを意識することで、食事を自分の身体のエネルギーに合わせていくことが可能となり、食事に含まれる繊細な部分をより良く取り入れていくことが出来るようになります。

- 食物繊維の多いものを選ぶ
- 飲み物で流し込まない
- 一口ずつ箸を箸置きに置いて味わう
- エネルギーを意識して噛む
- 食事に集中する

腹八分目にすると、食べ物の量が少なくなるために、よく噛む習慣が出来ます。よくご飯を飲み物のように胃に流し込む人もいますが、出来るだけ慎みましょう。

さらに、お腹が満腹になるまで食べなければ、胃がよく動き、食べたものが効率よく胃の中で攪拌《かくはん》されるようになります。

咀嚼中に箸を置くことも大切です。箸を置いて両手をフリーにすることで、自然と口の中に意識を集中できるようになるので、是非試してみてください。

「噛む（カム）」には、「神と結ぶ」という意味があります。

噛む時には、上の歯列と下の歯列を合わせます。上の歯は、天であり創造神であり、下の歯は、地であり人です。それをしっかりと合わせることで、神人合一の象徴となるのです。さらに、上の歯は「火（カ）」で、下の歯は「水（ミ）」でもあります。合わせることで口の中に「神（カミ）」を顕現することになります。

また、「カム」には「聖なる大地」という意味があり、「マ・カム」は「大地の女神」という意味があります。

ちなみに「アマ」とは「天の神と大地の女神」を意味し、その場合「カム」は「聖なる大地から産まれた人間」を意味します。この「アマ」と「カム」、つまり創造神と霊止《ひと》を純粋理性と純粋知性で「結ぶ」という、人の最も崇高で神聖な目的が「噛む」には隠されています。

私たちは、噛むたびに、崇高な真言「カム」を唱えていることになるのです。

大食いで、眠りを貪り、夜も昼も怠惰に寝ている者は、飽食で大きな豚のように肥え太り、愚かにも輪廻転生を繰り返す。

食べ物に夢中になることと、神に近づいていくこと、この二つが両立することはありません。まずは、舌を正しく使うことを決心してください。

（ウダーナヴァルガ／釈迦大師）

（サティヤ・サイ・ババ）

噛むとは神ざぞ。神に供えてから噛むのざぞ。噛めば噛むほど神となるぞ。

（日月神示　水の巻）

人は一生に平均すると5万から10万回の食事をします。その一回一回口にする食事の内容、作法、心構えが変わるだけで、人生の質は大きく変わります。

食べ物を消化する時間

人間の身体には、基本的な体内リズムがあります。

脳の視床下部前部に位置する視光叉上核《しこうさじょうかく》という部分に体内リズムの中心となる主時計があり、その主時計と連携して、胃や腸管、肝臓、腎臓などの各臓器にも独自の時計が存在し、各々の臓器のリズムを司っています。

消化器官にも独自の時計による「消化サイクル」があります。

朝4時から昼12時までは、排泄の時間。

この時間帯は何も食べずに、排泄のために消化管は働きます。食べるのと同じように、排泄はとても重要です。

昼12時から夜20時までは、消化吸収の時間。

この時間帯に身体の消化吸収が活発化します。

夜20時から朝4時までは、同化の時間。

この時間までには、出来るだけ食事を終わらせ、体をゆっくりと休めましょう。

生体には一定のリズムがあります。これに合わせて一定のリズムを作って規則正しく行動することには大きなメリットがあります。

一つは、食べる時間を決めること。

食事の時間を決めることによって、身体はその時間になると、予期反応として消化の体制を整えることが出来ます。唾液や消化液が決まった時間になるとしっかりと分泌できる状態で待機するようになり、この体制によって理想的な消化活動が可能となるのです。

動物実験では、規則正しく時間を決めた食事によって、がんの発症が低下することが確認されています。

ただし、決まった時間に食事をすることと、お腹が空いた時にだけ食事をすることとが矛盾するようではいけません。

それには、毎回の食事の量を腹八分目までにとどめることが大切です。そうすることで、規則正しく、お腹が空いた時に食事をすることが出来ます。

私は、基本的に朝食を摂りませんが、朝起きたらまず白湯をゆっくりと一口ずつ飲んで、その後に、岩塩入りのギー（精製したバターオイル）を小匙一杯分口に入れます。これは排泄を調え、午後の食事の消化の準備となるからです。

白湯は、体温よりも少し高めの50℃前後のお湯です。白湯を作るには、一度10分ほどしっかりと沸騰させ、それを冷ましていきます。

これを五大元素で説明すると、水の元素に火の元素を加えて、さらに沸騰することにより気泡から風の元素が生まれ、白湯の中で水・火・風の元素が調和することになります。

白湯を感謝の気持ちを込めてゆっくりと飲むことは、内臓を温め、血流を優しく改善し、消化管に滞った老廃物を流すなどの効果があります。

また、就寝の少し前に白湯を飲むのも良いでしょう。寝る前に飲む水は、昔から「宝水」と呼ばれ、健やかな眠りを保証する宝のようなものとされてきました。

昔から、食後しばらくしてから白湯やお茶を飲むことも「食後の湯は三里行っても帰って飲め」と言われるくらい良いものとされてきました。

白湯は、明王朝時代の「本草綱目」の中に「太和湯《たいわとう》」の名で収録され、百薬の長とされています。

現在は、熱い湯を注ぐと、すぐに50℃前後に冷めて、そのまま適温を維持してくれる、便利な白湯専用マグカップなども市販されています。

人と共存共進化する腸内細菌

自然界の森には、様々な樹木が生育しています。それぞれの木が相互作用し合いながら、森を形成しています。

森には、木だけではなく、あらゆる植物、動物、微生物、昆虫、空気、水、すべてのものが有機的に繋がり合い、一つの生命体のように調和を保って活動しています。

私たちの腸内も自然界の森と同じです。人の身体には、皮膚にも消化管にも口の中にも、多種多様な微生物群がいて共生しています。

特に消化管内の細菌叢は、生体にとても重要な役割を担っています。

今の自分の腸内細菌叢は、自分が今まで食べてきた食物の内容を正確に反映したものです。清浄な食事をしていれば、腸内細菌叢もバランス良く、多様性に富んだ美しい世界を形成します。腸内フローラという言葉は、腸内に色とりどりのお花畑があるイメージから名づけられました。


人体を樹木に喩えると、栄養を取り込む根は腸管であり、腸内の消化物と細菌叢は土壌と土壌菌群に相当します。

健全な土壌では健全な樹木が育つように、清らかな食べ物と健全な腸内細菌叢は、清らかで美しい心身を創っていきます。


腸内細菌は長らく、培地（細胞や微生物が成長しやすいよう人工的に作られた環境）に入れて培養して出てくる細菌がすべてだと考えられてきたのですが、実は培養できるのはそのうちのごく一部でしかありませんでした。

そのため、培養ではなく、細菌の遺伝子を解析する技術が開発されました。ここ数年で、この遺伝子解析技術は格段に進歩し、「メタゲノム解析」と呼ばれる革新的な方法で、人体に共生する細菌叢に関する多くの情報が得られるようになりました。

「メタゲノム解析」をしてはじめて、私たちの消化管には、40兆個とも言われる多種多様な細菌が共生していることがわかったのです。

このようにして明らかになった多種多様な常在細菌叢を、「マイクロバイオーム」と呼びます。マイクロバイオームは、自然界のように多種多様な菌やウイルスによって調和が保たれるシステムになっています。


人は、自然界の生物たちを自分たちの都合で有益か有害か判断していますが、すべての生物が自然界には必要な存在たちです。

同じように、腸内細菌も人の都合で善玉菌、日和見菌、悪玉菌と分類していますが、正しい分類法ではありません。悪玉菌とされている菌の仲間が、病気を防ぎ、腸を丈夫にする機能もあるのです。すべての菌は、全体として調和がとれていれば有益に働くのです。

腸内細菌叢は全体で、腸のバリアをしっかりと守る働きも担っています。

善玉菌だけがいれば良いというものではなく、多様性がとても重要です。1種類の菌ができることは限られています。それぞれが、腸内環境でなくてはならない役割を担っているのです。

例えば、胃腸に炎症を引き起こし嘔吐や下痢の症状が出るノロウイルスは、最近まで悪いウイルスと言われてきました。でもノロウイルスは、弱っている胃腸を持つ人に感染して症状を発現し、その後、胃腸が感染前よりも丈夫になる役割を持っていることが判明しています。

今、世界中が腸内フローラの研究に取り組んでいます。すでに多くの治療法で、腸内フローラに優しい治療へと変化し、さらには腸内フローラを治療することで病気を治癒に導く治療も出てきています。

腸内細菌は、現時点での検査法では、一般的な腸で平均して7～800種類の菌種が検出できます。健康的な腸では、様々な菌群がバランス良く多様性を維持し、調和を保って存在しています。腸内細菌叢は、まとめて一つの臓器と呼んでもいいくらい重要なものです。

穀物と野菜が主体の食生活の人は、お肉を多く食べる人と比較すると、腸内細菌叢により多様性があることが判明しています。その種類は、およそ1・5倍にもなります。特に野菜中心の人には、プレボテラ属の菌が多く、これは健康維持に大きく貢献します。例えば、パーキンソン病に罹患《りかん》している人には、この菌がとても少ないことが確認されています。

抗生物質をたくさん服用した後や食生活が乱れている場合などには、腸内細菌叢のバランスが大きく崩れることがあります。なかには、1種類の菌が過半数を占めてしまう例もあり、これは「ディスバイオーシス」と呼ばれ、様々な病気になる可能性があるとされています。

食生活が乱れや食べ過ぎる習慣があれば、それを教えてくれるのが悪玉菌に分類されている菌群です。

カンジダ菌も消化管内に常在している菌で、普段は悪さをすることはないのですが、甘いものや添加物の多いもの、パン、麺類の食べ過ぎや、抗生物質などの医薬品の飲み過ぎ、過剰なストレスなどで増殖します。

このような菌は、食生活の乱れなどを警告してくれる菌群だと認識したほうが良いでしょう。菌が悪いのではなく、乱れた食生活をしている自分が悪いのです。菌のせいにして、誤魔化してはいけません。


十九世紀に「コレラ菌論争」というものがありました。

実はこの論争が、現代の過剰な除菌信仰の始まりとなっています。


当時、細菌学の権威であったロベルト・コッホ医師は、「コレラの犯人はコレラ菌であり、コレラ菌を徹底して潰せばコレラは発症しない」と断言しました。

これに対して、衛生学者であったマックス・フォン・ペッテンコーファーは、「コレラ菌が悪いのではなく、環境の影響と人の免疫力が弱った時にコレラ菌に感染することで発症するのだ」と主張しました。

つまり、コレラ菌がいても、人の免疫力が十分に健全で衛生環境が整っていれば発病しないということ。実際にペッテンコーファーは、討論の最中に自ら大量のコレラ菌の入った水を飲み干して、コレラが発症しないことを証明したのです。

でも当時の社会は、コッホ医師の主張を取り入れました。

そしてそれ以降、微生物は有害なものであり、徹底して殺す必要があるという間違った思想が、長く受け継がれていくことになります。

今、再び同じようなことが起きています。ちょっとした風邪でも、人々の免疫力が衰えているとどんどん広がって、大騒ぎになってしまうのです。

現代社会では、何でも菌やウイルスが悪いというイメージを植えつけられていますが、除菌や抗生物質によって、除菌剤や抗菌剤自体の副作用のみならず、私たちの身体に共生するとても大切で繊細なマイクロバイオームをも破壊してしまっています。

過剰な除菌により、生体内での抗菌を担う白血球は混乱します。過剰な抗菌生活は、特に小児白血病の発病リスクが高まることが明らかになっています。

野菜の農薬漬けが身体にも良くないことは、誰もが知っています。有機農法では、様々な菌が共生して、栄養価の高い活き活きとした野菜が作られます。

人間だって、薬漬けは身体に良くないのです。私たちの身体にも、様々な菌が共生していることは、繰り返し自覚すべき大切なことです。

食べ物の理想的な消化吸収、抗炎症物質の産生によって腸を守る、強い免疫システムの構築など、腸内細菌たちは、人間の健康と生存に重要な機能を数多く担っています。

人の腸内に住む腸内細菌叢は、およそ100兆個と言われ、1・5kgほどもあります。**腸内細菌は、人と共生関係にあって無くてはならない存在**であり、人体の機能に多大な影響を与えています。

アフリカに住むゴリラは、大きな体で筋骨隆々なのに、少ない量の菜食で身体を維持しています。それは腸内細菌叢の働きが大きく影響しているからです。

幼若《ようじゃく》なゴリラは、親の便を食べることで、食べた植物成分から頑丈な筋肉を作る腸内細菌を育んでいくことが知られています。

オーストラリアのコアラも、お母さんの便を離乳食にします。離乳食となる便は、通常のコロコロ便ではなく、腸内細菌叢が豊富な軟らかい緑色便です。この中にユーカリの葉を分解する菌が含まれており、これが無いとコアラは生きていけないのです。

そのため、コアラやウサギなどの病気の治療においては、特定の抗生物質を使うことが出来ません。病気が治っても、腸内の有用細菌の死滅と共に死んでしまうことがあるからです。

これは、地球とそこに住む生命体の関係性と同じです。

両者が一つの生命体として共存共進化することで、霊的な存在意義があるのです。

人が生まれてくる時には、消化管内はほぼ無菌状態です。産道を通り、母乳を飲んで育ちながら、様々な菌を消化管に入れていきます。

このため、幼少期の食事はとても大切になります。自分に備わる免疫細胞が、自分の腸に合った細菌を選ぶのです。5歳くらいまでに、取り入れる菌が最も定着します。

バジャイナル・シーディングと言って、帝王切開で生まれた赤ちゃんの口に、母親の膣液を塗る行為があります。近年この行為が増えているのは、次のようなことが明らかになってきているからです。

1　帝王切開で生まれた赤ちゃんは、経膣分娩で生まれた赤ちゃんと比較して、将来の肥満や喘息、アレルギーなどの自己免疫疾患の発症率が高いこと。

2　帝王切開で生まれた赤ちゃんの腸内細菌叢の構成が、母親の皮膚細菌叢に似ている一方で、経腟分娩で生まれた赤ちゃんの腸内細菌叢は、母親の腸内細菌叢に似ていること。

60歳を超えた頃から、腸内細菌叢は大きく変化し始めます。子供の頃に優勢だった有用な菌は減少していきます。

腸内細菌叢は、一人ひとり個性的ですが、その構成には国によって大きな傾向が見られます。

12か国の人の腸内細菌叢を調査した研究では、日本人の腸内細菌叢には、次のような特徴があることが判明しています。

- 炭水化物の代謝機能が高い
- ビフィズス菌が多く、古細菌《こさいきん》が少ない。
- 水素を酢酸生成に消費する
- 海藻分解酵素が多い

これらの菌群の特徴は、日本人は和食の栄養素の取り込みに優れ、炎症を防ぐ抗酸化作用にも優れている民族だということです。

また糠や味噌醤油などを造る日本特有の有用菌群は、日本人の霊性進化に貢献する縁の下の力持ちです。

海外での様々な食事療法が次々に紹介され、流行して一過性のブームになりますが、日本人には伝統的な和食が最適な食事療法となるのです。

人は、筋トレするよりも先に、腸内の菌に良い食事、「菌トレ」を優先すべきです。

繋がり合う脳と腸と微生物

腸は、単なる消化吸収としての機能だけではなく、「免疫系」、「内分泌系」、「神経系」の働きをも担っている重要な器官です。

腸には、約一億もの神経細胞が存在しています。
消化管は、脳に次いで神経が多い組織なのです。

至福感を感じるセロトニンというホルモンも、その90%が腸管で生成されています。残りは、血液中の血小板で8%、脳内で2%。つまり、心に平安をもたらし、自律神経のバランスにも重要な物質が、主に腸で作られているということです。

米国イリノイ大学の長年に渡る研究では、至福感が強い人は約9年も長生きするという結果が報告されています。

健全な心には、健全な腸が必要なのです。

インスタント食品や工業的な加工の程度が高い、いわゆる超加工食品、白砂糖が多く含まれる菓子類などを常食していると、セロトニンをはじめとする神経伝達物質の調整不良が起こります。また、免疫力が低下するとの指摘もされています。

そして、本人ですら気が付かないゆっくりとした速度で、徐々に心身を蝕んでいくのです。

腸は「第二の脳」とも呼ばれる独自の神経回路を有しているため、脳からの指令が無くても独自に働くことができます。
また、腸と脳を繋ぐ重要な役割を担っているのが、腸内に住んでいる微生物たちです。腸内細菌叢が、体質や心に大きく影響していることが、近年ますます重要視されています。腸内細菌叢によって、性格や行動までも左右されるのです。

「脳腸微生物相関」とは、脳と腸と微生物がお互いに密接に繋がり合い、影響し合っていることを示す言葉です。

例えば、旅行に行くと便秘になる人は、不慣れな環境でストレスから交感神経が活発になるからであり、緊張する場面で下痢になる人は、不安感から副交感神経が過剰に活発になるからです。脳のストレスは、ただちに腸の動きに連動します。
腸内細菌叢が乱れると、脳で不安感が増すとの報告もあります。また、脳で感じる食欲にも、消化管からの伝達が関与することが示されています。これらは、腸の状態が脳の機能にも影響を及ぼすことを意味しています。

食事の内容も、脳に直接影響を与えることが知られています。そして、その脳の影響は精神や感情面にも影響し、それが肉体へとフィードバックされます。

現代では、食事に含まれる各栄養素が脳に与える影響のメカニズムに関する研究も進んでいます。ただし、これらの研究は、特定の栄養素と特定の脳内物質との関係を示す一元的なものであり、複雑に絡み合っている総合的な影響については、科学では解明出来ていません。

ここで、脳と食事の関係の例を少しだけ挙げてみましょう。

朝食に高タンパクの食事を摂った40歳以上の男女の場合は、緊張感と落ち着きの無さが出やすくなります。これは、タンパク質が脳のカテコールアミンの分泌を活性化するためとされています。

炭水化物を多く摂ると、女性は眠くなり、男性は冷静になります。これは炭水化物の摂取によって脳内のトリプトファン濃度が上がり、セロトニンが放出されるためとされています。また低タンパク質の食事は、リラックスする作用があります。

常習的な過食も、神経伝達物質、特にエンドルフィンの調整不良と関係すると言われています。

昔から、お腹と心が密接に結びついていることはよく知られていました。

それは、「断腸の思い」「腹が立つ」「腸《はらわた》が煮えくり返る」など、心の状態を腸で表す言葉がいくつもあることからも分かります。

他にも、腸は多臓器と繫がるネットワークを形成しています。

腸は、肉を表す「月」に「昜」と書きます。「昜」は、球体から光が放射される玉光が語源です。肉体のネットワークを示すのに、最適な漢字にもなっています。

「アーユルヴェーダ」の知恵

食材を選ぶうえでは、様々な選定方法があります。

基本的には、住んでいる土地のものを食べる「地産地消」「身土不二《しんどふじ》」が推奨されます。

江戸時代には「三里四方」「四里四方」という言葉がありました。半径三里（約12㎞）の収穫物だけを食べていれば、健康で病気をしないという言い伝えです。その土地に合う植物を食べることが最も体に馴染むという点と、鮮度が圧倒的に良いというのが理由です。

また、「土産土法」という言葉もあります。これは、その土地で採れたものを、その土地に伝わる伝統的な調理法や加工法によって食するということです。

ところが最近では、流通の発達によって大きな変化が起きています。

現代の日本では、近所のスーパーなどに行っても、地元産の食材よりも、別の所から運ばれてきた食材の方が圧倒的に多くなりました。

しかも、ファミリーレストランやコンビニ、スーパーなどで買えるものも、流行りの宅配食も、その多くが海外産になっています。野菜を日本で育てると国産と言いますが、このような海外産の食材ばかりを食べている日本人は、すでに国産の日本人とは言えない状況になってきているのではないでしょうか。

でもグローバルになったおかげで、現代人に必要な栄養素が、手軽に入手できるようになるなど、私たちはその恩恵も受けています。

流通の発達により、地元以外の食材でも、劣化することなく入手できるようになりました。そうなれば、産地は近くても化学肥料と農薬まみれで育った野菜より、遠くの良い土壌で育った農薬無し化学肥料無しの野菜の方が、よほど価値があると言えるでしょう。


例えば、私は和食中心の食事を摂っていますが、アボカドが大好きです。いつもは新鮮なまま、時にはぬか漬けにしていただいているのですが、これは狭い地域の地産地消では不可能なことです。

すべてが地球産という「地球産地球消」という観点から柔軟に見るのも、時には良いことだと考えています。

ちなみに、アボカドを切る前には、**手の中に20秒ほど入れてアボカドの声を聴き、アボカドに愛を贈りながら感謝してから、切ることにしています。**不思議なことに、味とエネルギーが変化することを感じます。

これはどの食材でも出来ることです。食材自体のエネルギーを感じながら、食材と対話し、感謝し、愛のエネルギーを注入することを、是非習慣にしていただければと思います。

さて、ここからは、古代インドで神と自分を繋げる目的で構築されてきた「アーユルヴェーダ」の知恵を少しお借りすることにしましょう。

アーユルヴェーダとは、「アーユル（寿命）」と「ヴェーダ（叡智）」が組み合わさった言葉です。

アーユルヴェーダには、日常生活において心身を健全に保つ知恵が満載で、日本人にも適用できる養生法が多くあります。ただ、気候も風土も違い、腸内細菌叢が全く違う日本人には、そのまますべてを当てはめるのではなく、日本人に最適なアレンジが必要になります。

どんなことにも言えることですが、**完璧を目指さない**でください。

食は人生の楽しみであり、喜びであり、無理をするものではありません。

アーユルヴェーダでは、食材を大きく3つの性質に分けて考えます。

浄化食、刺激食、鈍化食の3つです。

なお、本書の内容は日本人に合った食についてのものであり、インドのそれとは違いがあります。インドでは、味噌や醬油、納豆、糠漬けなどは浄化食には分類されません。それは、非暴力（アヒンサー）という観点から、微生物を利用する食べ物を避けるためです。

日本人は、菌と人は異体同心《いたいどうしん》という観点で食を考え、実際に霊性進化に寄与するため、日本固有の発酵食を浄化食に含みます。

【浄化食（清浄食）】

浄化食に含まれる食べ物は、心身のバランスと調和が取れやすく、霊性を高め、強くしなやかで健全な精神を作り出します。

大まかに分類すると、新鮮な野菜や果物、全粒穀物、豆類、ナッツ類などが浄化食となります。調理の仕方によっては、刺激性の性質を帯びることがあります。

多くの野菜類は、浄化食の性質を持ちますが、生で食べると刺激食の性質をもたらすものもあります。これらの性質については、頭ではなく、ハートと身体で感じて確かめてみてください。

どんな食材でも、新鮮で、清浄なものであることが条件です。遺伝子組み換えや農薬や添加物などを使用していないことが求められます。

・新鮮な果物と新鮮な野菜
・豆類と木の実
・ハーブやわさび
・植物油：亜麻仁油、荏胡麻《えごま》油、ごま油、米油、オリーブオイル、ギー（精製したバターオイル）、アーモンドオイル、ココナッツオイル、マカデミアナッツオイルなど
・全粒穀物：玄米、大麦、ソバの実、キビ、オーツ麦、ライ麦、小麦など
・発酵食品：梅干、漬物、納豆、味噌、醤油など（発酵食品はインドでは刺激食に分類）
・その他：生蜂蜜、蜜の詰まった蜂巣、メープルシロップ、純黒糖、バラやラベンダーの食用花、アーモンドミルク、ココナッツの水など

【刺激食】

刺激食は、刺激性が強く、肉体と精神に興奮をもたらします。少量の刺激食は、バランスの取れた生活を送っていれば、活力を与えてくれます。ただし、過剰な刺激食は、心と体を過剰に刺激して、循環系および神経系の調和を乱します。

過剰なスパイス、過剰な濃い味（辛味・塩味・酸味）の食物、タマネギ、ニンニク、コーヒー、清涼飲料水、精製された白砂糖、身体を温める食品や乾燥性の食品の過剰摂取は、活動性を増しますが、感情の起伏が強くなる傾向があります。

瞑想の質を良くしたい場合や精妙な霊的能力を向上させたい人は、出来るだけ避けた方がよいものもあります。

お釈迦様は、「いかなる比丘尼《びくに》（尼僧）でも、ニンニクを食すれば波逸提《はいつだい》（禁戒）となる」として、心を乱す可能性のある刺激食材を比丘尼たちには避けさせました。

- 果物：ドライフルーツ（各種乾燥果実）、果実ジュース（作り置きしたもの）、グァバ、ライム、レモン、パッションフルーツ、パパイヤなど
- 野菜：ナス、タマネギ、ニンニク、ニラ、ラッキョウ、ピーマン、長ネギ、唐辛子、

ししとう、ジャガイモ、ラディッシュ、モヤシなどのスプラウト、トマトなど
・豆類：インゲン豆、白インゲン豆、赤レンズ豆など
・ナッツと種子類：ヘンプシード、ピーナッツ、ヒマワリの種など
・油：アボカドオイル、ヘンプオイル、ピーナッツオイル、ヒマワリ油など
・その他：フレッシュチーズ、アボカド、カッテージチーズ、卵、アイスクリーム、糖蜜、オリーブ、酢、ヨーグルト、ヘンプミルク、ライスミルク、すべてのカフェイン飲料など
・スパイス：鷹の爪、あらゆるスパイスの過剰摂取
・全粒穀物：パーボイル加工穀物など
・発酵食品：ヨーグルト、キムチなど

【鈍化食】

鈍化食は、肉体的、精神的、感情的、精神的に重さや無気力さ、鬱《うつ》状態を生み出します。腐りかけた食品、不衛生な食品、長期間保存しすぎた食品、超加工食品、過剰な肉食、アルコール飲料、揚げ物、生乳以外の牛乳、焦げすぎたもの、レトルト食品、ジャンク

フード各種、インスタント食品、化学物質（添加物など）の多い食品などがあります。

これらの常食は、無気力感を強め、怠惰になりやすく、自制心を弱らせ、欲望が深くなる傾向が出てきます。

- 果物：熟しすぎた果物、バナナ、海外から輸入した柑橘類など
- 穀類：長期間光にさらされたもの、１年以上経過した古いもの、精製され過ぎた穀類、乾燥パスタ、乾燥麺など（小麦粉は添加物が多いため要注意）
- 豆類：すべての缶詰の豆類、２年以上経過した古いもの
- ナッツと種子類：古いもの、長期間光にさらされたもの
- 油：１年以上経過した古いもの、酸化した油、キャノーラ油、サラダ油、菜種油、紅花油など
- その他：アルコール飲料、動物の肉、人工甘味料、添加物入り食品、焦げた物、揚げ物、冷凍食品、マーガリン、調味料（ケチャップやソースなど）、精製された白砂糖、古いお茶、燻製、電子レンジで加熱した食品など
- スパイス：古いもの、光の当たるところで長期間保存されたもの
- 野菜：キノコ類、かぼちゃなど

これらの分類は、あくまでも大まかな目安であって、絶対的なものではありません。また、個人によって、食べる物の指針は大きく変わります。

マハトマ・ガンディーは、自分の欲望を削ぎ落すために長い年月、塩断ちをしていました。でも私は、日本人には合わない塩断ちは絶対におすすめしません。

インド人のヨーガ指導者の中には、白砂糖、じゃがいも、バナナなどを積極的に摂るよう推奨する人もいます。でも私は、これらの食材は日本人には合わないと感じています。


刺激食と鈍化食の摂取を出来るだけ減らし、浄化食を積極的に摂取することにより、心穏やかに、知性や感性を鋭く明瞭にして、心のバランスを良くすることが出来ます。

浄化食を中心に摂取していくことによって、身体の声がより明確になっていきます。するると、自分の身体が何を欲し、必要としているのかが自ずとわかるようになります。

これらの食のバランスは、気質や体質、そして瞑想や霊的感覚器官の発達にも大きな影響を与えます。

今、あなたが感じる食べたいものは、身体が欲するもの、あるいは、あなたの心の状態を表しています。

人は、心が静謐《せいひつ》な時には浄化食を好み、心が過活動の時には刺激性を増やす食事を好み、心が鈍化している時には鈍性を増やす食事に偏りがちです。

霊性を最大限に引き出す浄化食

浄化食の特徴には、次のようなことが挙げられます。

1　清浄さ

清浄で、人工的な添加物や農薬が含まれていない食材は、身体に最適な栄養素を供給し、細胞の機能を高めて、健康が強化されます。

2　新鮮さ

新鮮で旬の食材には、活きた栄養素とエネルギーが多く含まれています。生体の活力を最大限引き出してくれます。

3　消化しやすさ

適切に調理された食べ物や、果物、野菜、全粒穀物などは、消化の際に腐敗しにくく、腸内細菌叢を育み、身体が栄養素を最適に吸収できます。心は安定し、身体の軽快さと湧き上がる活力感が感じられます。

4　調和

浄化食は、栄養的にもエネルギー的にも調和がとれていて、過剰な刺激や鈍化する作用がありません。新鮮で栄養価が高いために、摂取した人の心身を調和へと導きます。

5　良質のエネルギー

浄化食の食材には、良質の生命エネルギーが豊富に含まれています。心身のエネルギーが増強され、心身の健康と成長を促進します。

浄化食は、特に子供に推奨すべき食材です。

国の宝である子供たちが浄化食を食べる習慣をつけることが、日本が本当の意味での

「日出ずる国」となる基礎になります。子供の頃の浄化食中心の食生活は、一生を左右することになるからです。日本人は、霊性高い民族であり、その能力を最大限に引き出すのが食事です。

ご両親や学校給食を作る人たちに、食の重要さを改めて理解していただきたいと思います。

【浄化食のメリット　肉体的な健康上の利点】

1　消化促進

浄化食は、消化に優れ、栄養の吸収が良いです。消化器系の状態を最適に保ち、腸内細菌叢は理想的な比率へと近づきます。体調は良くなり、全体的な活力が向上します。

2　活力の向上

食材には、豊富な栄養素、ビタミン、ミネラルが含まれています。これにより、身体に活力がわいてきます。

3　理想体重の維持

健康的で理想的な体重を維持しやすくなります。

4　免疫系の強化
免疫系が強化されるため、病気や感染症に容易に対処することが出来ます。

5　抗炎症作用
体内に発生する炎症を軽減します。これは健康維持や抗老化作用があります。

6　健康維持
健全な肉体を保つのに良い食材です。

【浄化食のメリット　精神的な健康上の利点】

1　心の静寂
心が穏やかに、静かに落ち着き、心の平安を感じます。神経系のバランスが強化され、ストレスや不安が軽減されます。

2　心の明晰さの向上
知性を育てる性質があり、明晰さが強化され、集中力、記憶力、忍耐力が高まります。認知機能も向上します。

3　感情の安定

感情が安定し、感情的な混乱が減少していきます。ポジティブな考え方が優勢となり、忍耐力が強化され、至福感が増します。

4　霊的な成長

霊的な成長をサポートしてくれます。心の平安と共に繊細な感覚が芽生え、自然との一体感を感じやすくなります。惟神の道を歩む上で、浄化食は大きな助けとなります。

何のために長生きするのか？

誰もが長生きしたいと思っています。

でも、どうして長生きしたいのか、明確な理由を持たないまま、ただ長生きを願う人が多いようです。

人は、ただ食べて寝て遊ぶだけの存在で地球に来ているのではありません。それだけであれば、人として生まれなくてもダンゴムシやカブトムシでも充分です。綺麗に着飾って楽しむだけであれば、ニジイロクワガタやインドクジャクになれば充分かもしれません。

人として生まれたからには、人生で意義のあるものを手に入れるべく、その崇高な目的に気づかなければなりません。

水は上流から下流へ流れ、花は香りを伴って開花し、火は物を燃焼させます。それと同じように、**人は崇高な目的を持って生きることが自然の流れ**なのです。

地上での人生は、崇高な理念を掲げて、それを達成するために長生きを心がけるようになると、その充実度が格段にアップします。

インドには、AYUSH省という政府省庁機関があります。日本の厚生労働省のようなものです。AYUSH省は、伝統医学や自然療法での治療を重要視して、人々の健康を守っていくために特別に創設されたものです。

AYUSHとは、「Ayurveda（アーユルヴェーダ）」、「Yoga & Naturopathy（ヨーガ

と自然療法)」、「Unani（ユナニ医学)」、「Siddha（シッダ医学)」、「Homeopathy（ホメオパシー)」の頭文字をとった名称です。

AYUSHの一つであり、南インドで発達した「シッダ医学」は、聖者（シッダ）からの知識を継承した医学とされています。

その基本は、やはり聖者たちからの知識で発展してきたアーユルヴェーダとほぼ同じですが、薬物として鉱物を多用することが特徴です。特に、水銀や硫黄をよく使います。

シッダ医学を行う治療師は、基本的にはヨーガ行者であると共に医師であり、深い瞑想により普遍意識に到達することが求められます。

シッダ医学では、健康で長生きするための目的が明確化されています。

シッダ医学では、**「人がこの世で身体を纏う目的は、地上で様々な経験を積み、魂を進化させて、大いなる存在と一つになることであり、心身を健全に保つのはその遂行のためである」**としています。

魂を高次の意識に高めるという人生の目的のためには、心身の健康が不可欠です。そのうえで、心身の健康を維持するために最も重要なことは、自然との調和の取れた生活を心がけることとしているのです。

「ヨーガ・スートラ」の編纂者であるパタンジャリ大師も、人生の目的を「至上霊との一致」と述べています。

エドガー・ケイシーは、リーディングの中で様々な言い方をしていますが、「人間の生きる目的は魂を完璧な存在である“The Whole”と調和できるまでに高めることにある」と述べています。

さらに、アメリカ先住民は、人生の崇高な目的をとても分かりやすく、次のように表現しています。

「唯一絶対、万物の創造元である大霊が存在し、我々を含む万物はその分霊として存在する。人間が生きる目的は、大霊ともいわれる宇宙の意識を各々の魂に顕現することである。

地上に誕生した人間がまず心がけることは、人間として円満な資質を身につけて人の役に立つことである。それは霊的な成長に役立ち、愛、協調、奉仕、寛容、忍耐を基本とする資質を身につけることが出来る」。

宇宙意識と繋がりやすくする食材が植物であることは、すでに述べた通りです。どんな食事をしていようとも、人生の目的を崇高なものに定めた時から、どのような食事をすればいいのかは自ずと決まってくるものです。

真我の探求者は、自分に取り入れる食べ物のエネルギー的な性質を、よく吟味する必要があります。

人が長生きを願うのは、ただ地上で遊びたいだけではなく、贅沢したいだけでもなく、地上に下りてきた目的を遂行するために、身体をしっかりと活用し人生を全うするためです。

健康で長生きすれば、心は安定しやすくなり、神への意識の集中も行いやすくなります。真我の顕現には長い年月を要するのです。

また、すべての命に対して奉仕する機会を増やすことも出来ます。地上世界により多くの霊光をもたらすことに、貢献出来ることになります。そのために、身体を大切に労わり、メンテナンスを十分に行うのです。

新車を購入してから、点検もオイル交換もせずに乱暴な運転をしていれば、車は早々に劣化してしまいます。でも、丁寧な点検と整備を怠らず、優しい運転を心がけていれば、車は性能を維持しながら、驚くほど長く乗ることが出来ます。

人としての崇高で神聖な目的を無視して、ただ長生きしたいだけであれば、毎日たくさんお肉を食べても、ジャンクフードを食べても、添加物だらけの食品の中に幸せを見つけても、毎日の晩酌が楽しみでも、それは可能だと思います。

実際、毎日ハンバーガーと清涼飲料水とお酒だけで、長生きしている人はたくさんいます。50年以上に渡って、ほぼ毎食有名チェーン店のハンバーガーを食べ続けている男性の健康調査が行われましたが、数値的に悪い所はありませんでした。

また、世界トップクラスの大富豪ウォーレン・バフェット氏は、朝食はマクドナルドで、しかも毎日大量の清涼飲料水を飲んでいますが、94歳にして健康と診断されています。米国トランプ大統領の食生活も超加工食品中心で、飲み物は大量の清涼飲料水です。

でも、地上に下りてきた崇高な目的を忘れたまま食を乱し続けるなら、貴重な命を無駄遣いすることになってしまいかねないのです。

地上で神性を養い真我を顕現することは、地上に下りてきた人間にとって、権利では

なく義務です。

ちなみに、シッダ医学を発展させた聖者の中にボーガナタル大師がいます。彼は後に中国に渡って老子と呼ばれ、道教の始祖となっています。

ボーガナタル大師については、非常に興味深い逸話が数多く残されています。ボーガナタル大師は、ヨーガの修行の拠点をタミル地方のクマーラスワミ寺院に置いていましたが、いくつかの伝説によると、彼はエネルギー体になり、他者の肉体へ入ることでいろいろな国を訪れたとされています。そのことは実際に、中国やチリのムイカ族の古い記録にも残されているとされています。

ボーガナタル大師は、師匠のカランギ・ナタル大師から伝授された、シッダ医学によるカーヤ・カルパという薬草によって肉体を変容させ、不老不死に近い状態になったと伝承されています。

健康とは、英語で「Health」と書きます。これは古英語であるアングロサクソン語の「Helig（完全体）」に由来します。

完全体とは、肉体のみならず、微細体、原因体も含むすべてが、宇宙の法則である天意の波動に一致していることを意味します。健康とは、肉体を超えた定義なのです。

健康とは、病気が無いことでは決してありません。

病気を持っているのは、単に魂の宿題をこなしているに過ぎないのです。

真の健康とは、心が清浄で、命が輝いている状態です。

真の健康と真の人生の目的を意識して、正しい食生活を考えることがとても大切です。

第3章

日本の食と霊性

風土に合った食生活

地球上の様々な地域のすべてには、独自の気候があります。
その気候がその土地の食材を育て、それが人を創っていきます。

日本のように、適度な気温で雨が多ければ、植物性の食材が重要になりますが、チベットの高地のような植物が充分に生育できない寒冷な地や、中近東の砂漠地帯のように野菜が生育出来ない地では、植物性の食材はとても貴重であり、食事のエネルギー源の多くは動物の肉を中心としたものになります。

一年中氷に囲まれたカナダのイヌイットの人たちは、動物性の脂肪を多く摂取するし、遊牧民族にとっては家畜が重要な食糧源になります。

イヌイットの人たちが栄養不足にならないのは、生肉も食べて、内臓も食べるからです。

英国の北極探検隊ジョンフランクリン隊長は、１８４５年の探検で氷河に閉じ込められました。この時、食肉は充分にあったにも関わらず、探検隊員１２９人全員が死亡してしまいました。その原因は、ビタミンＣ欠乏症とされています。これは現地のイヌイットの知恵を知っていれば、防ぐことの出来た悲劇でした。

私がオーストラリアの砂漠地帯にいた時には、肉とポテト以外食べたことのない老人たちに会いました。彼らは健康体でした。

暖かい地域では、体を冷やす食材が大切で、寒い地域では、体を温める食材が大切になります。世界のどこであっても、その土地の風土に合った食生活が、自然と出来上がるのです。

また、気候と食生活は、そこに住んでいる人の気質にも大きな影響を与えます。

日本のように湿潤な気候で暮らしている民族には、皆と繋がっていたい和の気質が定着します。

一方で、欧米のように乾燥した気候で暮らしている民族には、個々人の独立した気質が定着します。

どのような環境下であっても、どのような食生活であっても、慈悲に溢れる食に対する心構えによって、霊性を高く昇華していくことは出来ます。

それは、その土地の性質と体が馴染み、さらに、食事の物質的な波動よりも、エネルギー的な波動と人の心構えが創るエネルギーの方が優っているからです。

このように、地域によってその風土に合った食事というものがあり、それがそこに住む人にとっては最良の食事となります。

一つの食事療法や特定の人種で行った研究結果を、そのまますべての人に当てはめることが出来ないのはこのためです。

実際に、伝統的な食事を守っている世界各地の先住民族たちは、皆健康な状態を維持し続けていますが、その一方で、他の国や地域の食生活をどんどん取り入れ、急激に食生活を変えている先進国では、明らかに身体面での劣化が見られます。

便利になり、清潔になり、何でも食べられる環境にありながら、医療費がうなぎ上りに増加し、年々健康状態が悪化しているのは、口に入れるものが急激に変化していることも大きな要因と言えるでしょう。

日本は長い歴史の中で、つい１００年前まで、ずっと伝統食を維持してきました。
日本の食の堕落のきっかけは、日本が米国の余剰農産物の処理のターゲットとなったことです。

一気に欧米化が進み、子供たちの給食でさえ、米の代わりにパンとなり、味噌汁の代わりに牛乳になり、砂糖の過剰消費も始まりました。

さらに今では、加工食品化、そして超加工食品化へと進んでしまっています。

約10万人を対象にした超加工食品と健康の関連を調べた研究では、超加工食品の摂取が増えるほど、がんのリスクも、死亡リスクも上昇することが明らかにされました。

１９３０年代に歯科医師のプライス博士が、世界14カ国を巡って、伝統的な食生活をする人々と、同じ民族で近代的な食生活へ移行した人々の、身体的変化を調査した結果が公表されています。

伝統的な食生活をする人たちは、美しい歯を持ち、免疫力も強く、総合的に優れた健康体でした。その一方で、近代的な食生活へ移行した人たちは、歯並びが変形し、口腔内の病気も出現し、免疫力の低下と病気に悩み、精神面での問題も観察されました。

日本人には、日本の風土、自然に寄り添う暮らしの中で生まれ、伝えられてきた伝統食が最も体に馴染むのです。

日本列島は、南北に長く伸びた龍のような形をしています。周囲を豊かな海に囲まれ、山岳地帯が75%という恵まれた地形を持っています。この地形を活かした、稲を中心として野菜栽培に適した環境で、様々な植物に恵まれています。また、海では海流がぶつかり合うことで、魚種が多様性に富む漁場となっています。

春夏秋冬が明瞭で、年間の降雨量が1800㎜程度と、水が豊富な理想的な国土を持っています。ここまで恵まれた環境で、四季折々の食材が豊富な国は、世界でもとても珍しいと言えます。

砂漠や寒冷地や高地などの過酷な土地で生き抜く人たちと比べると、気候的にも食材的にも、日本は本当に恵まれた国なのです。

このような環境で長い歴史を繋いできた日本人は、野菜が豊富に育つ土壌を持つため

に、腸が長いという特徴を持っています。

日本人に合う食事を考えるなら、もう少し肉食を減らした方が心身に良いと言えます。肉食でタンパク質は摂取できますが、そこに霊的タンパク質はありません。

お肉の特定の成分が特定の病気の改善に良いという情報を基にして、積極的にお肉の摂取を勧める医師や栄養士がいますが、その後にどうなるかについてはまったく無視している状況です。肉食は、特定の病気に良くても、別の病気を引き起こしやすくなることもあるということを、理解しておいてください。

それは、お肉には体に負担のかかる毒素の元となる物質や低い波動エネルギーが、野菜よりも多く含まれているからです。

神が、野菜や果実の中に、あらゆる病気に対応する薬効成分を入れたのは、決して偶然ではないのです。

日本には、五穀、海のもの、野のもの、山のもの、みな人民の食いて生くべきもの、作らしてあるのぢゃぞ。日本人には肉類禁物ぢゃぞ。

（日月神示　梅の巻）

旬の食材を味わう

旬の食材は、身体を最適な状態に調えてくれます。

春夏秋冬の季節の変化に応じて、生体に必要なエネルギーを含む食材が、季節ごとに最適な植物として提供される、地球の完璧なシステムです。

土産《みやげ》とは、土から産まれると書きますが、いつでも最適なものが神様から土産としていただけるのが「旬」です。

春の植物には、寒い冬の時期を過ごした体に溜まった毒素を排泄して、身体を調える栄養素が多く含まれています。活動を開始するにあたって、活力を与えてくれます。

夏の植物には、暑さに対抗して体を冷やす働きを持ち、強い太陽光から身を守る成分が多く含まれています。身体が冷えやすい体質の人には、体を温めるショウガやネギなどを添えます。

秋の植物には、夏の暑さで消耗した体力を回復させる栄養素が豊富に含まれます。さらには、次に来る冬に向けてエネルギーを体に蓄えたり、体を温めやすくする働きもあります。

冬の植物は、風邪を引きやすい時期になるために、体を温め、免疫力を高める栄養素が豊富です。また糖質も豊富なため、エネルギーを蓄え、厳しい寒さに対抗できる体作りが出来ます。

日本料理は、旬を楽しんで味わえるさまざまな工夫がなされて創られます。日本には春夏秋冬という四季があり、食から季節を感じることができる素晴らしい国ですから、それを最大限に活かすのです。
また、季節に合わせた木の葉や花が添えられていることもよくあります。季節を感じながらの食事は、素晴らしい演出になります。

素材一つとっても、**旬の食材を六割（七割）、旬が過ぎ去る食材を二割（一割五分）、これから旬がやってくる食材を二割（一割五分）ほどで構成します。**

このように旬の時期が移り変わっていく食材を取り入れることで、身体に優しい料理となります。

また、**現在・過去・未来の時間を一つの食事に入れることで、すべては「今」の連続であるという永遠の時が表現されています。**そこには、時間を忘れて食材を味わってほしいとの願いが込められ、味わう人の心を豊かにするのです。

また和食では、素材の色にも気配りが見られます。**「和食の美は五色に在り」**とも言われるように、「白・黄・赤・緑・黒」をバランスよく配置します。この五色によって、見た目にも健康にも良いことを示しているのです。

和食の味わい方として「三風」もよく知られています。

風土：産地の食材を味わう
風味：食材そのものの味を楽しむ
風景：提供される料理や器の美しさを鑑賞する

和食は、自然と人を和する料理です。

日本では箸が使われますが、箸は「箸初《はしぞ》めに始まり、骨上げで終わる」と言うように、箸を一生使います。世界の約30％の人が箸を使いますが、箸だけで食事をするのは日本人だけです。

箸は、人と神様、人と人、人と自然を和する役割があるとされています。そのため御神事や慶事では、両端共に使える両口箸が使われますが、これには神と人が同じ食物を食べることで親密さを深める「神人共食」の意味があります。

よく割り箸などの頭部が斜めにカットされていますが、これは神社本殿の屋根に見られる千木《ちぎ》を模したもので、天からの恵みを受け取り、神と共に食事をするという意味が込められたものです。

和食では、箸の置き方にも特徴があり、料理の手前に横に置かれます。西洋では、フォークやスプーン、ナイフを左右に縦に並べますし、箸を使う中国や韓国でも縦に並べます。

料理の手前に真横に箸を置くのは、箸が、料理（自然界）と食べる人の間の結界を意味しているからです。「いただきます」と共に、箸を手に取る所作によって、その結界を解いて自然界と人が融合するという意味があります。

食器は、料理の着物のようなもので、様々な工夫がなされています。また、西洋食器とは違い、食器に直接口をつけるものも多いため、椀物は木製の器に漆《うるし》がよく使われます。ちなみに、木製の器は「椀」、陶器は「碗」と書きます。

夏はガラス製や竹などを使って涼しさを演出し、冬は厚めの陶器などで暖かさを演出するなど、季節を感じられるように工夫して、料理との相性も考えながら選び抜きます。さらに今では、食器の傍らに季節ごとの葉や花などを添えることも定番となっています。

盛り付けも、偶数と奇数、大小、形を上手く使い分けて、エネルギーの流動感や安定感、さらには料理の中に世界観を表現しています。

料理の美しさや味を際立たせる添え物は「あしらい」とも呼ばれます。例えば、お作り（刺身）では、剣（大根の千切りなど）、妻（穂じそや大葉など）、辛味（わさび）があしらいです。魚の焼き物では、はじかみ（筆生姜の甘酢漬けやレモンなど）があしらいです。また、料理の下に木の葉や笹の葉などを敷物にすることを「かいしき」と呼びます。

このような様々な工夫により、和食は、自然界の美を、巧みな手法で料理の中に心を加えた美として再現しています。

和食は食べるものである前に、鑑賞するものともいわれます。作家の谷崎潤一郎氏は、「鑑賞するものである以上に、瞑想するものである」と述べています。

また、懐石料理などで料理が出される順番にも身体を労わった工夫がなされています。最初に胃腸に優しい前菜や先付《さきづけ》が出て、汁物、主役の料理と続いてから、最後にご飯とお味噌汁とお漬物が出るこの一連の流れは、胃腸にとても優しい配慮が感じられます。

ここにも日本人特有のおもてなしと優しさを感じることが出来ます。**お腹と同時に、心まで満たされる演出が和食文化の美しさ**だと思います。

和食の美しさを支える土台の一つに、「麹菌《こうじきん》」があります。

麹菌は、麹をつくるための糸状菌の総称です。その中でも、「黄麹菌《きこうじきん》（アスペルギルス・オリゼー（Aspergillus oryzae））」は日本だけで使われている菌で、味噌、醤油《しょうゆ》、みりん、酢、日本酒など伝統的な調味料のほとんどがこの菌のおかげで出来ています。この菌は毒性が無いだけでなく、一つの胞子に複数の核を持ち、形質が安定し、日本の気候で最も活発になり、酵素を作り出す能力が高いという、日本人のために生まれてきたような特殊な菌です。

麹菌は、日本醸造学会により、日本の「国菌《こっきん》」として認定されています。麹は「糀」とも書きますが、これはお米に麹菌の白い胞子が繁殖した様子が、まるで花が咲くように見えることから作られた漢字です。

平安時代には、麹菌を製造販売する種麹屋がすでにあったそうです。

もう一つ陰で和食を支えているのは、「酵母」です。

代表的なものには、サッカロミセス・セレビシエ（Saccharomyces cerevisiae）とジゴサッカロミセス・ルキシー（Zygosaccharomyces rouxii）があります。酵母菌は、自然界のあらゆる所、空気中や水中、土中、植物体にも付着しています。

醤油特有の香りを作り出すのは、これら酵母菌の働きによるものです。味噌や日本酒にも酵母菌は活躍しています。パンにも酵母菌が使われていますが、日本では醤油や味噌などで働く耐塩性酵母が代表格で、これは日本で活躍する酵母の特徴です。和食の美しい香りと味わいは、これら耐塩性酵母たちが作り出しています。

このような心を込めた日本の伝統的な和食は、現在ユネスコ無形文化遺産に指定されています。

その評価は、決して料理そのものに対してだけではありません。

日本国という食材に恵まれた環境の中で、日本人が自然を崇拝しながら敬う心を常に忘れず、感謝と祈りと共に創り上げてきた食に対する思い、もてなしの心、技と創意工夫、自然界との調和、受け継がれてきた慣習の集大成を「和食」と呼ぶのです。

ただ、これほど美しく栄養豊富な和食がある一方で、今の日本では、栄養失調に陥っている人が増えています。

1日のエネルギー量は充分に足りているのに、必要な栄養素が足りていない「現代型栄養失調」です。このことについては後述したいと思います。

自然界と人とを繋ぐ旬の食材

旬のものは最も体に適した食材になります。同じ作物でも、旬に収穫したものが最も栄養価が高くなります。例えば、ほうれん草は夏物より旬の冬物の方が、ビタミンCの含有量が3倍も多くなります。植物も本来の力を発揮できるのが、旬なのです。

旬の食材を意識した瞬間から、台所でも季節の移り変わりを意識するようになり、食材の有難みが倍増します。食材を大切にして、調理法にも工夫を凝らすようになっていきます。

人は、自然界から一歩離れた状態で生活しています。だからこそ季節の移り変わりを、旬の食材を体に取り入れることで調えていく必要があります。食べ物が、自然界と人の体内リズムを繋いでくれるのです。

旬は、それぞれの作物できっちりと春夏秋冬に分かれているのではなく、各々に特徴的な旬の長さがあります。旬の始まりは「走り」、旬真っただ中は「盛《さか》り」、旬の終わりは「名残《なごり》」と呼ばれ、その時期に合った調理方法があります。

旬が複数回ある食材もあります。

レタス（春レタス、夏の高原レタス、冬レタス）、ジャガイモ（春の新ジャガ、秋ジャガ）、長芋（春掘り、秋掘り）、ゴボウ（春の新ゴボウ、冬ゴボウ）、キャベツ（春キャベツ、夏の高原キャベツ、冬キャベツ）、かぶ（春かぶ、冬かぶ）など。これらは、季節によって味わいや食感が変化します。

例えば、春ゴボウは柔らかく甘味があり、冬ゴボウは繊維分が多いために強い食感があります。春の新ジャガは皮が薄くて水分が多めで柔らかく、秋の物はでんぷん質が豊富なため、ゆでるとホクホク感があります。春キャベツは水分が多く、冬キャベツは葉が厚くシャキッとした食感があります。

また、タマネギのように産地によって一年中あるものや、もやしやスプラウト、豆苗、キノコ類のように人工栽培法で一年中あるものもあります。

アボカドなどは、国産は晩秋から冬だけに限定されますが、日本で流通しているものはほとんどが海外産で旬がありません。

ワサビは一年中収穫できますが、冬は辛くなり、春は辛味が弱くなります。
卵も、有精卵の場合には2～4月が旬になります。冬は寒さで卵を産む回数が減り、その分栄養が凝縮されます。蜂蜜は、蜜蜂が集める花の種類によりますが、レンゲやアカシアをはじめとする多くの花の開花期である春が旬になります。

ここで代表的な旬の食材を記しておきましょう。是非参考にしてみてください。

【早春～】
三つ葉・パセリ・ニラ・クレソン・わけぎ・うど・わかめ・ひじき・夏みかん

【春】
たけのこ・グリーンピース・ソラマメ・アスパラガス・ルッコラ・ふき・ノビル・土筆・そらまめ・さやえんどう・タラの芽・こごみ・ぜんまい・もずく・春ゴボウ・いちご・グレープフルーツ・有精卵

【晩春】

春じゃがいも・新ニンニク・蜂蜜

【初夏〜】
紫蘇・葉生姜・新生姜・ラッキョウ・梅・アンズ・エダマメ・インゲンマメ・オクラ・トマト・ピーマン・パプリカ・ししとう・ミョウガ・きゅうり・ズッキーニ・きくらげ・マンゴー・メロン・枇杷・パイナップル・サクランボ・日本茶（新茶）・夏蕎麦

【夏】
ナス・トウモロコシ・モロヘイヤ・唐辛子・ゴーヤ・冬瓜・昆布・スイカ・桃・ユズ

【晩夏】
里いも・かぼちゃ・かぼす・すだち・桃・梨・西洋梨・いちじく

【初秋〜】
キノコ類・ゴマ・サツマイモ・チンゲンサイ・栗・ブドウ

【秋】
米・小豆・ニンジン・ギンナン・かぶ・秋じゃがいも・落花生・柿・リンゴ・ゴマ
【晩秋】
長ネギ・大根・白菜・蓮根・ゴボウ・コンニャク・秋蕎麦・春菊・ほうれん草・野沢菜・長芋・マコモ・ブロッコリー・カリフラワー・ユリ根・海苔・キウイ・みかん
【初冬〜】
小松菜・セロリ・せり・水菜・冬キャベツ・芽キャベツ・レモン・コンニャク
【冬】
菜の花・豆腐・おから・くわい・納豆
【晩冬】
ふきのとう・からし菜・はっさく・デコポン

旬の食材こそ、学校で育てて、収穫し、食べるという教育を行うべきだと思います。子供たちが体験から理解すべき、本当に必要で一生使える知識を、作物教育から得ることが出来るからです。

瑞穂の国のお米の力

吾《あ》が高天原に所御《きこしめ》す斎庭《ゆにわ》の穂を以って、亦《また》、吾《あ》が児《みこ》に御《まか》せまつるべし。


これは「斎庭《ゆにわ》の稲穂の神勅《しんちょく》」という神からの御言葉です。

天孫邇邇芸命《ににぎのみこと》が高天原からこの国土に天降《あも》られる時に、天照大御神から賜った三大神勅の一つで、天照大御神が高天原で召されている神聖な田の稲穂を我が御子に与えようという内容です。

日本は、「瑞穂《みずほ》の国」と呼ばれます。この瑞穂とは、神から授かった稲穂（霊的な実り）

を意味しています。

御縁玉（五円玉）のデザインも稲が採用されています。

お米の「メ」は、食物の女神である「大氣都比売《おおげつひめ》の目から稲が生まれた」と「古事記」に記されていることに由来します。小さな目で小目（コメ）です。

また大和言葉では、男を「こ」、女を「め」と表します。霊人としては「ヒ（霊）コ」と「ヒ（霊）メ」の象徴になります。白い部分が「こ」、胚芽《はいが》の部分が「め」です。「こ」と「め」が愛で結ばれ「こめ」となります。「こめ」の中心にはいつでも愛があり、霊的な働き「むすひ」があります。

そして、お米を実らせる稲の茎にも食物神の神力が宿っているとされています。また、お米の尊さから、地方によっては「米は天照大御神の目」とも言われます。

お米には「稲魂神《いなだま》」という神様が宿っています。

稲魂神の父は須佐之男命《すさのおのみこと》であり、別名に饌津御子神《けつみこのかみ》という食物神があり、稲魂神の母は奇稲田姫《くしいなだひめ》です。

「古事記」には、天照大御神が営田《えいでん》（新嘗祭《にいなめさい》のための田圃）で稲作を行う様子が描かれています。つまり稲作という労働は、神聖な御神事ということになります。

古語では、米や稲を「しね」とも呼んでいました。和稲《にぎしね》（玄米）、荒稲《あらしね》（籾殻付玄米《もみがら》）、粳米《うるしね》など。「しね」は、四根・食根・志根など日本人の源としての意味がありましたが、後年になり「死ね」にも通じるところから、「し」を「吉《よ》」に変えて、「よね」と改名しています。

「おむすび」の中には、高御産巣日神《たかみむすひのかみ》と神産巣日神《かみむすひのかみ》の二柱が創造と生命力を顕す「むすひ」を有しています。

「おにぎり」の中には、邇芸速日命（にぎはやひのみこと）がいます。

ちなみに、能登半島の杉谷チャノバタケ遺跡からは、弥生時代の日本最古のおむすびの化石が発掘されています。先端が尖っている二等辺三角形のような形です。

一粒のお米（種籾）が、大地に入り、天の光を浴びながら、豊かな実りを生み出していく自然の営みの中に、神様の天意がいかに完璧な法則であるのかを、私たちは見出すことが出来ます。

こうして稲は、「命《い》の根《ね》」となり、お米は神様から主食として授かった貴重なもので、それを食すことで神氣と繋がっていられると信じられてきました。

稲の「い」には、天のエネルギーを言霊として天から地へ下ろす力があります「ね」には、それを地でしっかりと広げていく力があります。つまり、「天から授かるエネルギーを地で活用して天意を拡げていきなさい」という意図が込められた言葉なのです。

「さ」という接頭語は、「瑞穂（稲）の神様」を意味します。稲の苗は「さなえ」と呼び、田植えする女性を「さおとめ」と呼び、田植えの月を「さつき」と呼び、田植えの時期の恵みの雨は「さみだれ」と呼びました。

四月になると日本には「山遊び」という、田植えの前に、山へ御馳走を持って遊びに行く風習がありました。やがて、山から桜の木の下に集まるようになっていきました。

この風習は、高い山から下りてくる「田の神様」と共に食事を楽しみ、その年の収穫を見守ってもらうための大切な遊びです。遊びとは、御神事そのものであり、今のお花見に繋がっています。

実は、桜（さ・くら）は「さ：田の神様」が下りてくる「くら：座」という意味なのです。

お米は、「五種《いつくさ》の穀《なつもの》（稲・粟・稗・麦・豆）」の代表格でもあります。「五穀豊穣」といって、この五つの豊作を願うことは、すべての分野での繁栄と霊的豊穣の象徴とされています。

つまり、お米を大切にすることは、あらゆるものを大切にすることに繋がっているのです。

文明が発達する所には、必ず水源となる川と、人々の主食となる栽培作物が存在します。

エジプトやメソポタミア文明では麦、インダス文明は稲、中米のマヤ文明やアステカ文明はジャガイモ、中国は大豆、そして、日本は稲でした。

世界で栽培されている主なお米は、細長いインディカ米と丸いジャポニカ米です。

お米に含まれる主なでんぷんには、アミロースとアミロペクチンがあります。

インディカ米はアミロース含有量が多いため、さらっとした炊きあがりになります。

ジャポニカ米は、アミロペクチンの含有量が多く、粘り気のあるふっくらとした炊きあがりになります。ジャポニカ米は、この粘り気を活かして、おむすびや握り鮨などにも応用されています。現代の日本では、ジャポニカ米が主流です。

また、ジャポニカ米には、通常食べられている「うるち米」とお餅や赤飯に使う「もち米」があります。うるち米は、アミロースとアミロペクチンの比率が2：8ですが、もち米はほとんどアミロペクチンです。日本では、この二つの米の性質を上手く利用して、発酵食品が作られています。

1990年までは、「コシヒカリ」など国が育成した新品種はカタカナで命名し、「あきたこまち」など都道府県が品種改良したお米はひらがなで命名するルールがありました。現在では「きらら397」「銀河のしずく」「金色の風」「青天の霹靂《へきれき》」など、自由に命名できるようになりました。

戦国時代の前半期までは、特に西日本ではインディカ米もよく栽培されていました。この時代は国中が戦乱に巻き込まれたのですが、兵士の大部分は農民だったため、戦は農閑期《のうかんき》に行われました。出来るだけ早く稲刈りを終わらせて敵地に攻め込むために、早生《わせ》品種として選ばれたのが、インディカ米の大唐米だったのです。

戦国時代後半期からは、専任の兵士たちが現れて、戦は一年中行われることとなり、これがお米の重要性を明確にしました。その後は、お米には貨幣と同等の地位が与えられ、経済力は米の収穫量で表され、税（年貢）もお米で支払われることとなりました。

世界のお米の生産量は、約６億トンあり、小麦の生産量とほぼ同じです。その90％以上が湿潤な気候を持つアジア諸国で生産されており、このうちインディカ米が85％、ジャポニカ米が15％です。

日本では言うまでもなく、ジャポニカ米が主流です。お米の品種改良は日々進んでいて、現在日本で登録されているお米の品種は５００種を超えています。

日本は、水が豊富で気候が温暖、四季が明瞭な国です。
この国土は、稲作りに最も適しています。
日本人は、お米を食べることで神経系の精妙な領域が活性化して、見えない世界との繋がりを強化することが出来ます。

稲作は、生産力にも優れています。

15世紀頃のヨーロッパにおける小麦の生産力は、蒔いた種の量に対して、３～５倍の量が収穫できました。

同じ15世紀の室町時代の日本の米の生産力は、蒔いた種の量に対して、20～30倍の収穫がありました。

現在の化学肥料を使った場合の生産力は、小麦が蒔いた種の20倍ほどの収穫量なのに対して、米は１１０～１４０倍の収穫量です。

日本は水が豊富なために、様々な雑草も生えてきます。これらの雑草が生えにくいように発展したのが水田です。水の中から生えてくる雑草は少ないのです。


日本人の腸内には、お米（炭水化物）を分解する菌が、他の国の民族よりも圧倒的に多いことが判明しています。


具体的には、主にブラウティア属の菌です。ブラウティア菌と仲が良いビフィズス菌も多いのが日本人の特徴です。ビフィズス菌もブラウティア菌と同様に炭水化物をエサにしている有用な腸内細菌です。

これらの菌は、特にオリゴ糖が大好きです。お米をといで水に浸した段階から、お米の炭水化物はオリゴ糖に変化します。これが、炊いたときの米粒の艶と甘味に大きな影響を与えます。お米をといでから水に浸す時間を取った方が美味しくなるのは、このオリゴ糖が増えるからです。

これらの菌たちは、食物繊維と納豆などの発酵食品が大好きで、炭水化物を、有用な物質である短鎖脂肪酸に変えてくれます。

お米を胃腸の中で十分に消化するのに必要な時間があります。

胃は、お米が入ってくると、適正な時間をかけて消化処理を行います。

胃袋での消化時間は、穀物の種類ごとに異なります。

そのため、お米とは質の違う別の炭水化物（ジャガイモや小麦など）を一緒に食べないことが肝心です。複数の炭水化物を同時に胃に入れてしまうと、胃のセンサーが混乱し、どちらかの炭水化物を十分に消化しないまま、小腸へと流してしまうことになります。

全粒穀物は身体に良いとよく言われますが、これは、**全粒穀物は食物繊維がでんぷんを包み込む「複合炭水化物」という構造をとるからです。**

実際に複合炭水化物には、心血管の疾患や、がん、脳卒中などのリスク減少といった様々な健康効果があることが証明されています。

複合炭水化物という構造は、血糖値を上げるでんぷんの消化吸収をゆっくりとした理想的な速度にしてくれます。

それと同時に、食物繊維と合わさったでんぷんの一部は、小腸で吸収されずに大腸へ運ばれて、それが大腸内の有用細菌に大きな恩恵をもたらしてくれます。

その結果、短鎖脂肪酸が増えて、それが腸の細胞を刺激し、血糖値の上昇をさらに緩やかにするホルモンGLP－1を放出してくれます。

不溶性食物繊維が腸壁の杯《さかずき》細胞を刺激して、腸を守る粘液ムチンを分泌します。ムチンは、腸壁を守り、腸管から血中に悪い細菌や毒性物質を吸収しないように守っています。ムチンが増えると、免疫グロブリンAが増えます。

また全粒穀物には、胚芽などに含まれる貴重な栄養素（ビタミン、ミネラル、ポリフェノールなど）も豊富です。さらには、排便を促進する作用もあります。

食品に関しては、基本的に精製しすぎたもの、例えば精製された白砂糖、精製された食用油、精製されたアミノ酸（うま味調味料）などは、体に良くない場合が多くなります。

さらにこれらを組み合わせた、電子レンジでチンするだけの食品などは、出来るだけ避けるようにしてください。

現在では気軽に炊ける白米が一般的ですが、手間と時間を惜しまなければ、玄米が栄養的にも優れています。ただ、炊き方がとても重要になってきます。私は、玄米専用の炊飯器を利用しています。

白米でも玄米でも、お米を炊くときに大匙一杯の料理酒、天然塩または塩麹を少量入れることで、お米の美味しさがさらに高まります。

魚は智的食物、野菜は仁的食物、米は勇的食物で、その食するところに従って、性格にも変化を来すものである。

（出口王仁三郎）

どんなに高価な薬でも、お米には敵わない。

（本朝食鑑／人見必大）

稲の不思議

稲は、日本人の主食にふさわしい不思議な点が多くあります。

まず稲は、植物の成長点（細胞分裂が活発な地点）が穂先ではなく、地面に近いところに在ります。そのため、動物たちにとって一番おいしい先っぽの部分を食べられても、成長点が傷つくことがありません。

稲の葉が細長いのは、葉を維持するための栄養も出来るだけ、稲穂に蓄えるためです。植物全体で、お米をサポートしているのです。

他の植物の種子には、タンパク質や脂質などが多いものがありますが、イネ科の植物の種子は主に炭水化物で出来ています。炭水化物は、糖質と食物繊維で出来ていて、特に糖質は、身体や脳を動かす優れたエネルギー源として大切なものになります。

お米は、炭水化物72％、タンパク質7％、脂質1・3％、あとは食物繊維で、このバランスが最も触感も良く、消化吸収率は98％と理想的フードです。

さらに、普通の植物の種子は、熟すと種の保存が目的であるために、種子をできるだけ広い範囲に蒔くように零れ落ちていきますが、稲はなぜか熟してからも種子が落ちません。

人々が容易に収穫できるような状態を保ったまま実っているのです。まるで人に収穫してもらうのを待っているかのような不思議な状態です。

稲は、「米一粒、汗一粒」「一粒に百手の功あたる」などと言われるように、人と共に育っていく作物です。

余談になりますが、稲と日本人の関係のように、自然界には、不思議な関係を持つものがあらゆる所に見られます。

例えば、モーリシャス島には、タンバロコックという樹木があります。この樹木は、樹齢３００年以上の個体しか存在しません。この３００年間は新しい個体がいないのです。それは同じ地域に生息していて３００年前に絶滅した、ドードーという鳥と共に生きてきたからです。

タンバロコックの実の中の種子は自然発芽することが出来ず、ドードーが食べて消化することで初めて発芽出来るという生態を持っています。ドードーと共に育っていく植物だったのです。

動物と腸内細菌、花と昆虫、サンゴ礁と共生藻など、自然界では当たり前のように様々な存在同士が繋がり合って生きています。一つの種の絶滅は、連鎖的に様々な種の絶滅へと繋がりかねないのです。

稲が頭を下げてたわわに実っている風景は、田圃が身近にある私たちにとっては当たり前の風景のようですが、実は植物学的にはとても不思議な現象なのです。

通常の植物にとって種子の散布は、生き延びていくために非常に重要なはずなのですから。

さらに種子は、葉や果実などと違って長く保存が出来ます。

また、収穫後の稲わらは、日用品や住居や様々な道具や肥料にまで応用出来るなど、無駄になる部位が全くありません。

そして、驚くことに、水田というシステムには、連作障害が起きないという特徴があります。連作障害が起きないので、繰り返しそのまま作付けが出来るのです。これは、世界的に見ても奇跡と言えます。

連作障害には、作物によって、土壌から取り込む栄養分が偏ることで土の中のバランスが崩れること、作物自体が出す物質によって健康状態が悪化すること、同じ作物ばかりを栽培することで特定の病原体が増えてしまうこと、などがあります。

多くの作物は、これらの障害によって、同じ土地に繰り返し同じ作物を植えることが難しくなるのですが、田圃ではこれが起きないのです。それどころか、田圃が終わった冬には、水を抜いて麦を栽培する二毛作も可能です。

「一粒米《いちりゅうべい》」という言葉があります。

禅の食について書かれた「典座教訓」の中に出てくる言葉です。

一粒の米が、今自分の手元にあるのは、長い歴史の中で米が大切に受け継がれてきたからです。

種籾から心を込めて育てた苗を、愛情を込めて田圃に植え、春から秋まで、天候を見守り雑草を管理して丹精込めて世話をし、実りの秋に喜びと共に収穫し、神様に感謝して、精米し、運ばれて、自分の元にやってくるのです。

「一粒米」は、**たった一粒のお米の中にも、計り知れないほどのエネルギーと愛と祈りが込められていることを、**肝に銘じる言葉です。

そしてそれは、お米だけでなく、あらゆる食材や水にも言えることです。

日本人の力の源は、お米です。

明治時代に東京大学の先生として働きながら、宮内庁で侍医も務めたドイツ人医師のベルツ先生が、ある時日光へ出かけることになりました。

ベルツ先生は、東京から日光まで、馬を6回乗り継ぎ14時間かけて到着しました。馬が疲労してしまうので、途中途中で別の馬に乗り換えるのです。

そして、再度日光に行くことになったとき、ベルツ先生は馬ではなく、人力車を使ってみることにしました。すると、6頭の馬と同じ14時間、なんとたった一人の車夫が走り続けて日光に到着したのです。

このことにとても驚いたベルツ先生は、疲れ知らずの日本の車夫たちが、一体何を食べているのか調べてみました。その結果、車夫たちが食べていたのは、玄米おむすびと梅干と漬物だけだったことに、さらに驚きました。

「こんなに粗食でこれほどのすごいパワーが出るなら、欧米型の肉食にしたら、驚愕の体力になるに違いない」と考えたベルツ先生は、車夫たちに肉をたくさん食べさせて、体重80kgの人を人力車に乗せて、1日40km走らせる実験を行いました。

すると、3日目に車夫たちは、疲れすぎて動けなくなってしまったのです。肉食でさらにパワーアップすると予測していたベルツ先生は、不思議に思いました。そして、試しに元の粗食に戻したところ、車夫たちは再び無尽蔵の体力を取り戻したのです。

稲の古代の言葉には「霊茎《ちから》」という名称がありました。

文字通り、お米は力を引き出す食材なのです。中心に「米」がある「氣」も、よく考えられた漢字です。

昔の日本では、死に瀕した人の耳元で、竹筒にお米を入れて振る「振り米」という風習がありました。これはお米に宿る霊力を聴かせて、元氣を入れるという思いが込められたものでした。

ベルツ先生は、日本人の元氣の源が伝統的な日本食であることを確信し、この結果を記録に残しました。お米には、心肺機能を強化する働きが隠れているのです。

ところがこの後、なぜか日本政府は、ベルツ先生のこの実験結果を無視して、「富国強兵」を目標とし、欧米人並みに体を大きくするために、「ドイツ式栄養学」の肉食を選んでしまいます。

そして第二次世界大戦後には、さらに「アメリカ式栄養学」を主流として取り入れてしまいました。

いまだにアメリカ式栄養学に囚われたままの人たちも多くいますが、もっと広い視野で食事を見てほしいものです。多くの日本人が信じている肉食がパワーの源という宣伝文句は、商業的なイメージ戦略です。

現在では、日本食に近い、肉を食べないトップアスリートたちが増えています。

例えば、テニス界でビッグタイトル獲得数世界一のノバク・ジョコビッチ氏、女子テニス史上最高の選手と言われるセリーナ・ウィリアムズ氏、陸上競技で9つのオリンピック金メダルと8つの世界選手権金メダルを保持するカール・ルイス氏、ボクシングヘビー級王者マイク・タイソン氏など、数多くのアスリートたちが野菜の力で活躍しているのです。

食事が西洋型になってから、日本人の死因ランキング1位のがんや2位の心臓病をはじめとする病気や不定愁訴《ふていしゅうそ》、慢性腸疾患、精神疾患などが増え続けているのは、肉食が原因の一端ではないかとも言われています。

山梨県棡原《ゆずりはら》村は、かつて長寿の村として有名でした。高齢でも健康な人が多かったことで、大学が調査に乗り出したのです。

ところが、村に念願のバスが開通し、肉や加工肉、砂糖、菓子、アルコール飲料などが一気に普及してから、村の人たちの生活様式が大きく変わりました。そして、比較的若い中年層の成人病が増え、平均寿命が一気に短くなりました。

長寿学を研究していた博士は、突然の高カロリー高タンパク高脂肪食化が、中年層の村人たちの短命化に繋がったと推察しています。

醤油　日本を代表する発酵調味料

醤油は、日本を代表する発酵調味料の一つです。

醤油は、旨味・塩味・甘味・辛味・酸味の五つの味を持ち、あらゆる料理に使うことが出来る万能調味料の一つです。

食欲を刺激する色と香りを出し、甘味を引き立て、塩味を和らげ、出汁《だし》と共同して深い旨味を作り出します。また、雑菌の増殖を抑え、素材の生臭さを消してくれます。


粋な醤油の使い方もあります。

梅やレモン果汁、にんにく、鰹節《かつおぶし》、ハーブなどを加えると、合わせ醤油を作ることが出来ます。

また、一滴効果といって、アイスクリームやプリン、番茶、羊羹《ようかん》などに一滴垂らして、味と香りを楽しむ方法などもあります。


醤油は、古代中国の「醤（ジャン）」が「醤（ひしお）」として日本に伝わったものとされています。縄文時代の遺跡からも、魚醤《ぎょしょう》の原型と推定されるものが発見されています。

最も古い記録では７０１年（大宝元年）に制定された律令「大宝律令」に、醤院《ひしおのつかさ》と呼ばれる役所で、大豆を原料にして醤が作られていたことが記載されています。この醤の一つが醤油の原型とされています。その後、室町時代に現在の醤油に近いものが完成したとされています。

今ではスーパーなどで気軽に買える醤油ですが、平安時代には酢、塩、酒と共に「四種器《よぐさもの》」と呼ばれ、身分の高い人たちだけに許された貴重な調味料でした。

醤油は、日本各地で醸造され、現在は大きくわけて5つに分類されています。

- **濃口醤油**：醤油の80％以上を占める最も一般的な醤油
- **薄口醤油**：関西を中心に発酵と熟成を緩やかにした塩分の濃い、色が薄い醤油
- **溜《たまり》醤油**：中部地方で作られる濃厚な醤油
- **再仕込み醤油**：山陰から北九州で多く生産され、他の醤油が麹を食塩水で仕込むところを、生揚げ醤油（発酵・熟成させたもろみから搾《しぼ》ったままの醤油）で仕込んだ醤油

・**白醤油**：愛知県で作られる、原材料のほとんどが大豆ではなく小麦で、薄口よりもさらに薄い琥珀色の甘味が強めの醤油

伝統的な醤油は、次のような工程で作られています。

まず、大豆と小麦に麹菌を加えて麹を作り、この麹に塩を加えて発酵させます。これがもろみです。

続いて、もろみを木の桶《おけ》で1年以上発酵させます。木の桶を使うのは、菌が住みやすい材質だからです。長期間に渡って使い続けることで、その環境に最も適した発酵菌が定着し、その蔵に特有の深い旨味が作られていきます。こうして熟成したもろみを絞った液体が本物の醤油です。麹菌の他に、酵母菌が醤油特有の香りを作ってくれます。濃口醤油には、特に酵母菌が豊富に含まれています。

大豆は、出来るだけ遺伝子組み換え作物を避けるために、国産品を選びましょう。現在のところ**日本国内では、遺伝子組み換え大豆は栽培していない**からです。

ただ、現在、国産丸大豆を使った醤油は、醤油に使う大豆の3％程度しかなく、木桶仕込み製法で作られた醤油は、醤油生産量の1％もありません。

醤油の品質基準には、「特級」「上級」「標準」の三つがあります、特級は、本醸造のものと、例外的に再仕込み醤油の混合醸造に限って認められています。特級だけに「特選」「超特選」の表示が使えます。

本物の醤油1滴の中には、100種類以上の味成分、300種類を超える香り成分が含まれていることが判明しています。これらの味と香りは、主に麹菌、乳酸菌、酵母菌によって作られます。これら複雑な味と香りが、料理を引き立てるのです。

醤油のpHは４・７～５・０で、これも醤油の香りを引き立てる要因の一つになっています。

残念なことに現代では、大豆から油を搾ったカスを1ヵ月もかからずに強制的に発酵させ、そこに様々な添加物を入れて見た目だけをととのえた、もはや天然の発酵も熟成も無い醤油風調味料が主流です。

醤油のボトルの裏の表示を確認してください。「脱脂加工大豆」と書かれたものは、遺伝子組み換え大豆の搾りカスの可能性が非常に高いです。

ちなみに、大豆を絞る時には「ノルマルヘキサン」という有機溶剤が使用されます。

大豆で作られたベジミートを選ぶ時などは、ヘキサンフリーの商品を選んでください。

味噌　百薬の毒を消すもの

味噌は、日本を代表する塩蔵《えんぞう》発酵調味料です。

香りも良く、塩味と旨味をつけ、味に深みとコクとまろやかさを出します。また、食材の臭みを消して、保存性も高まります。

味噌ひとつとっても、和食の文化の奥深さを感じられます。

昔から、味噌には三つの「そ」があると言われてきました。

- **味礎《みそ》**：料理に旨味を加える味つけの元
- **身礎《みそ》**：健康を維持し、命を養う作用
- **美礎《みそ》**：美肌を保つ、若返りの元

日本には、６６６年（天智天皇5年）に高句麗から伝承されたという説が有力なようです。もともとは醤油と共に生成されたもののようで、「未醤《みそ》」と呼ばれたのが語源とされています。その後、味のある噌、「味噌」と書くようになりました。この「噌」という字は「国字」と言って日本にしかない漢字です。

味噌は、日本各地の気候や風土に合った食材として、そして歴史的な背景とも関係を持って、大切に作られてきました。

そのため、使用する原料や麹菌の種類、熟成期間、嗜好《しこう》性の違いなどによって、全国各地で様々な味噌が生まれています。

不思議なことに、同じ原料を使っていても、各地の製法や気候の違い、味噌蔵の菌などのわずかな差などによって、それぞれに個性的な味わいの味噌が作られています。

味噌は大きく分けて、米味噌、麦味噌、豆味噌があります。

米味噌　全国の大部分が、米、大豆、塩で作った米味噌です。米味噌も気候や風土を活かして地域独特の作り方が発達してきます。代表的な米味噌には、信州味噌、江戸甘味噌、津軽味噌、仙台味噌、西京味噌、讃岐味噌、府中味噌などがあります。発酵熟成期間は、半年～1年半が一般的です。

麦味噌　九州、四国、中国地方では、米の代わりに麦、大豆、塩で麦味噌を作ります。発酵熟成期間は、2ヵ月～半年くらいです。

豆味噌　中部地方で作られる、大豆と塩だけの豆味噌は加熱に強く、煮込み料理などに適しています。発酵熟成期間は、1～3年です。

また、全国各地には、味噌とその土地の農産物を調合して発酵させた御数味噌があります。御数味噌は、ご飯や生野菜のお供、調味料、酒の肴《さかな》として人気があります。代表的なものには、金山寺味噌、鰹味噌、梅味噌、鬼味噌、栗味噌、山椒味噌、椎茸味噌、昆布味噌、胡桃味噌、生姜味噌、紫蘇味噌、桜味噌、葱味噌、蕗味噌などがあります。

本物の味噌の熟成には、1～3年かかります。

ところが、今はわずか20日ほどで作ってしまいます。この熟成させない速醸《そくじょう》味噌には風味が無いため、様々な添加物を使って偽物の風味が作られます。長期保存料、変色防止剤、化学調味料などが使われますが、最近ではアルミニウムなどの金属まで入っていて、経済大国日本は金属まで食べるのかと海外から笑われることにまでなっています。

「天然醸造」「長期熟成」「無添加生みそ」などの表示がある、本物のお味噌を選ぶことをおすすめします。

１６９７年に人見必大《ひとみひつだい》という医師が著した「本朝食鑑《ほんちょうしょっかん》」には、「味噌は一日もなくてはならないもの」「味噌は、気を穏やかにして元氣をつけ、血の巡りを良くする」「百薬の毒を消すもの」などと記されています。

味噌には数多くのことわざもあります。味噌がいかに健康に良いか、昔から知られていたことがわかります。

「味噌汁は不老長寿の薬」
「医者に金払うより、味噌屋に払え」
「味噌汁は朝の毒消し」

「生味噌は腹の妙薬」
「味噌汁は養生長寿の宝物」
「生味噌は命のもと」
「味噌汁一杯三里の力」
「味噌の医者殺し」
「着物を質に入れても味噌を煮ろ」

味噌汁は、日本人の健康を支えてきた優れた料理の一つです。脇役とはいえ、栄養源では主役級です。

味噌汁が作られたのは、鎌倉時代からとされています。味噌汁は、ご飯と対になって食されるもので、「一汁一菜」という食事スタイルが誕生しました。

戦国時代になると、味噌汁の栄養価が高く評価されて、兵糧《ひょうろう》とされたために、各地で武将たちが味噌作りを推進して急速に広まったようです。武田信玄が「信州味噌」を確立し、伊達政宗が「仙台味噌」の基礎を作りました。

現在でも、味噌に関する研究が進むたびに、その優れた薬効が見つかっています。

高血圧予防・改善、血管の劣化と老化を防止、乳がんと胃がんの発症リスク低下、食後の血糖値の急上昇の予防、コレステロール値の上昇を抑制、腸内環境改善効果、骨の強化、認知症予防効果、美肌とアンチエイジング効果など多岐にわたります。

富山大学大学院公衆衛生学の研究者たちが７万２千６２４組の母子のデータを解析し、味噌汁と赤ちゃんの関係についての関係性を研究した結果を発表しています。

解析の結果、妊娠中のお味噌汁摂取量の増加と共に、１歳の赤ちゃんの睡眠不足になる割合が有意に低下していました。

妊娠中にお味噌汁をよく飲んだ母親から生まれた赤ちゃんは、お味噌汁をあまり飲まなかった母親から生まれた赤ちゃんと比べて、１歳の時点で睡眠不足になっている割合が低かったのです。

塩　鉱物界由来のミネラル源

塩味は、料理に味付けする六味の中で、唯一鉱物界由来の味となります。塩は、食材に塩味をつけつつ食材本来の味を引き出し、料理の味を際立たせます。さらに、酸味を和らげ甘みを引き出します。殺菌防腐作用もあり、素材を柔らかくします。食材の滑《ぬめ》りや灰汁を取る下処理にも重宝します。

栄養的にも重要で、全身、特に脳に必要なミネラル分を補給します。様々な微量ミネラルがなければ、人の体も思考も働かなくなります。

天然塩は、全身の氣を維持し、特に脳の前頭葉領域にとても良い作用をもたらしてくれます。

前頭葉は、人が人らしく生きるために大切な領域で、特に人間において著しく発達しています。そして、その大部分を占めるのが前頭前野であり、ここが「考える」「記憶する」「集中する」「コミュニケーションする」「感情を制御する」「アイデアを出す」「ポジティブになる」などの働きを担っています。

この領域の活力を増して明晰にする役割を持つのが、高品質の天然塩です。

人が美味しく感じる塩分濃度は、約1％です。人間の体液の塩分濃度0・9％よりもやや高めが最も美味しいのです。

現代のように不自然過ぎるほどの過剰な減塩を続けていると、氣が削がれ、自分で考えることを放棄し、盲目的に人に従い、物事に集中できなくなり、心身の活力を失ってしまいます。

現代社会での、減塩、肉食主義、スイーツ賛美、添加物至上主義、超加工食品の盛況、太陽光を嫌うなどといった傾向は、どれも人間本来の素晴らしい能力を削ぎ取るためのものです。

塩は古代から利用されていて、世界四大文明の中でも最古の文明であるメソポタミア文明やエジプト文明などでは、すでに塩の生産が産業となっていたようです。

塩は生存に不可欠なものであるため、生きるために必要な生活費のことを「米塩《べいえん》の資」と呼ばれます。

現在日本国内で流通している塩は、主に海水塩、岩塩、湖塩です。塩によって、波動が大きく異なります。

海水塩　天然塩（自然塩・天日塩）と精製塩があります。

天然塩は、海水を天日干しや煮詰めなど昔ながらの製法で作ったもの。産地と製法によって味も各々個性的です。自然の栄養素やミネラルが豊富なため、旨みのある味わい深い塩です。天日塩には、太陽のエネルギーがしっかりと定着していて、これが人の知性と共鳴します。

精製塩は、海水を電気分解して塩化ナトリウムを99％以上に精製した塩です。ミネラル分が抜けてしまっているため、健康には良いとは言えません。大量生産が可能で価格が安いため、外食産業や加工食品に広く使われています。

岩塩　古代に海だった場所が隆起して海水が閉じ込められ、塩の成分が結晶化したものです。

地中の鉱物成分が入って様々な色や味になりますが、時間をかけて結晶化する過程でミネラル分は排除されるために、純度の高い塩化ナトリウムに近く、ミネラルが少ない塩です。世界の塩の生産量の約3分の2が岩塩です。肉料理には岩塩、魚料理には海水塩などと使い分ける人も多いようです。

湖塩　イスラエルの死海やボリビアのウユニ湖など、古代に海だった場所の水が蒸発し、塩分濃度が高くなった塩湖で採掘された塩です。

これらの他に、**再生加工塩**というものもあります。

精製塩を岩塩風にしたものや、安い精製塩に後からにがりを加えているものなどがあります。これも精製塩同様に、あまりお勧め出来ません。

塩については、天然由来の塩を使うことが基本です。精製しすぎた塩化ナトリウムばかりの塩は使わないようにします。

塩を選ぶ一般的な基準としては、**原料と工程、栄養成分表示を確認してください**。もしもできれば、ウェブサイトなどで作り手の思いが確認できればなお良いでしょう。

日本人に合った塩は、海水由来の塩です。昔は、綺麗な血のことを「血潮」といって、海を取り入れた表現が使われていました。今は産地も確認できるので、出来るだけ汚染されていない海域のものを選んでください。

また、日本の土壌はもともとカルシウムが少ないため、カルシウムの摂取を考えると小魚か野菜になりますが、緑黄色野菜に含まれているカルシウムは吸収率が悪いので、**珊瑚の海である沖縄の塩はおすすめです。**

製造工程では、「天日・平窯《ひらがま》」は良く、「イオン膜・溶解・立釜《たてがま》」は避けましょう。例外として、お勧めの塩の一つ「ぬちまーす」のような独自工程を使う製法のものもあります。独自の製法に関しては、商品のウェブサイトで確認すると良いと思います。

栄養成分表示では、食塩相当量を確認してください。食塩相当量が低い方がよりお勧めです。高価ですが、塩は身体に取り入れる様々なミネラルの基本となる食材なので、出来るだけ良いものを使いましょう。

塩には、塩化マグネシウムや硫酸マグネシウムをはじめとして、様々なミネラル分が含有されています。

そのため、ある一定以上過剰に塩分を摂ると、身体が拒絶するようになります。自動的に塩分過多にならないような自然の仕組があるのです。よく海水を飲んでしまうと、嘔吐が引き起こされるのもそのためです。

ところが、食塩は塩化ナトリウムだけのため、塩分過多になっても、身体の正常な仕組みが働かず、過剰な摂取が可能となってしまいます。食品添加物と一緒に摂る場合には、さらに塩分濃度がわからなくなり、容易にナトリウムを過剰に摂ることになってしまいます。

世界的に減塩信仰が拡がっていますが、減塩が健康に良いという確固たる証拠はいまだにありません。日本高血圧学会の推奨摂取目標は、一日6g未満。WHOの推奨摂取目標は、5g未満となっています。

でも、世界10万人を対象にした調査では、一日10~15g摂取している人たちの総死亡率が最も低くなっていたという結果が出ています。それより少ない摂取量では、総死亡率が上昇するという結果になっているのです。

同じく米国の20万人以上を調査した研究でも、塩分摂取量別に4つの群に分けて、様々な病気との関連を調べています。その結果、死亡率が最も低かったのは、塩分摂取量が最も多い群で、減塩するほど死亡率には上昇傾向がみられました。さらに、心血管系疾患の死亡率も、減塩している群が最もリスクが大きいという結果でした。同様の結果は、別の研究でも明らかにされています。

ちなみに減塩食品には、塩の代わりに大量の添加物が使われるのが一般的になっています。

酢　病気の治療にも用いられる調味料

酢は、紀元前5000年頃のメソポタミア南部地域で、すでに使われていたことが判明しています。紀元前に活躍したヒポクラテスも、酢を様々な病気の治療に用いていたことが記録されています。

日本でも古くから使われている調味料の一つであり、4世紀頃に中国から醸造技術が伝わったとされています。

酢は、お鮨に代表されるように、料理に風味や酸味を足し、塩味を柔らかくし、食材の下処理にも使われます。

穀物や果実など様々な原材料で作られます。それぞれに独特の味わいがあり、料理によって使い分けます。

酢を作るには、酢酸菌（アセトバクター・アセチ（Acetobacter aceti））が活躍します。酢酸菌は、アルコールを酢に変える発酵性質を持っているため、酢の製造には必須の菌です。元々は、空気中に浮遊していたり、花や果実に付着している菌です。

本来は、「静置発酵法」といって、酵母の働きで発酵させた後、酢酸菌によって本物の酢が出来上がります。これは手間暇が数ヵ月から長いものでは1年以上かかります。でも、他の食品と同様に、酢も昔ながらの本物の製法で時間をかけて作られるものは、今や絶滅危惧種です。

「速醸法」という、機械を使って2～3日で完成させる方法があります。大量生産できるので、現代ではこの製法が一般的になっています。

さらに、合成酢になると、酢酸を薄めて添加物を入れるだけなので、あっという間に完成します。

酢は、昔ながらの製法のメーカーを選ぶか、「純米酢」「純りんご酢」など「純」のつくものがお勧めです。純米酢は、原材料がお米100％です。

日本人の体に最も合うのは、米で作った「米酢」や玄米で作った「黒酢」でしょうか。米国や英国では、小麦や大麦などから作った「モルトビネガー」が主流です。

砂糖　本物の糖を選ぶことが肝心

砂糖は、料理に甘味を加えるほかにも、旨味を強く補強し、コクを足し、香りをつけ、食材の臭みを消し、食材を柔らかくするために使われます。

ただ、砂糖もスーパーに並ぶ多くのものは精製されているため、出来るだけビタミンやミネラルが豊富な本物の糖を選ぶことが肝心です。色が茶色いから本物だと思うのは間違いです。

砂糖は、心の霊的構成要素の一つであるアハンカーラの働きを強めます（「心の霊的構成要素」についての詳細は拙著『心を浄化する奇跡の方法』をご参照ください）。特に精製された白砂糖の過剰摂取は、アハンカーラの主要な働きである自我を強めます。その結果、個性が強まり、自己主義的な考え方も強まります。

主な砂糖の原料は、サトウキビとテンサイです。

身体に出来るだけ良いものをと考えると､国産サトウキビから作られる黒糖（黒砂糖）がベストです。黒糖には、ビタミンやミネラルも豊富に含まれています。ただし、ＧＩ値という食後の血糖値の上昇速度も速いので、体質や状況次第で選ぶことをお勧めします。

海外産のサトウキビは、輸入に際して薬剤が使われるので、産地は確認しましょう。純黒糖が一番良いのですが、料理によっては味が調いにくい場合もあり、使い分けが必要です。

黒糖は、サトウキビの絞り汁を煮て冷やしたもので、ビタミン・ミネラルが豊富です。これらの栄養素は、糖の代謝に欠かせない栄養素です。

黒糖には、純黒糖と加工黒糖があり、純黒糖は原材料名が「サトウキビ」だけで最もお勧めの糖です。

キビ糖は､サトウキビから糖分を取り出したものです。黒糖よりも精製されています。和三盆は、サトウキビの糖を加工する時に、黒蜜を抜いているため、ミネラルがかなり失われています。

テンサイ糖は、遠心分離機で蜜分と結晶分を分離して精製します。この蜜分がテンサイ糖です。ＧＩ値が黒糖よりも低めです。テンサイの弱点は、虫が好むため、農薬使用量が多いことです。農薬無使用のテンサイもありますが、これは遺伝子組み換えの可能性が高くなります。

これら４つの糖はどれも黒い糖なのですが、ミネラルやビタミンが豊富なのは黒糖です。

ここからさらに精製したものは分蜜糖と呼ばれ、粗糖（褐色）、三温糖（褐色）、上白糖（白色）、グラニュー糖（白色）があります。これらは、ビタミンもミネラルもほぼ含まれません。

ちなみに、和食では調理に砂糖がよく使われますが、フランス料理ではほとんど使われません。でも、フランス人の一人当たりの砂糖の消費量は、日本人の倍以上なのです。これは料理に使わない分、デザートにしっかりと使われるからです。

日本で最も生産され、最も使われているのが、上白糖です。甘味が強く、中毒性があります。上白糖の有害性については、不自然なほどに過小評価されています。

上白糖は、糖を代謝するために体内の栄養素を消費してしまいます。このため、身体が冷えて、肩こりや頭痛、便秘、糖尿病、がんなどにも関連しているとの報告もあります。

砂糖の摂取量が多いほど、生物学的老化が早まるという研究結果もあります。

英国の研究では、妊娠初期から生まれてきた子供の授乳期にかけての母親の砂糖の摂取量が少なかった場合は、子供が成人になった後の２型糖尿病リスクが大幅に低いことが確認されています。

また砂糖の過剰摂取は、学習能力や記憶力の低下にも関連しています。

さらに、精製した糖は心にも影響を及ぼします。氣力が弱まり、落ち着きがなくなり、短気になりやすく、鬱状態にもなりやすくなります。

テレビなどで、上白糖を多用しているスイーツや肉料理など、心身を鈍化させるものばかりを紹介していることに、不自然さを感じずにはいられません。

油　適切な摂取が大切

油には、様々な種類があります。
体内で作れないオメガ3脂肪酸（亜麻仁油、荏胡麻油、ＥＰＡ＆ＤＨＡなど）
体内で作れないオメガ6脂肪酸（ごま油、大豆油、コーン油など）
オメガ3と6は体内で作ることが出来ないため、適切に摂取することが大切ですが、オメガ６は基本的に摂りすぎる傾向があるので、減らす意識でいるとちょうど良いでしょう。オメガ３と６の割合は、１：２から１：４くらいが理想的な比率と言われています。

体内で作れるオメガ９脂肪酸（オリーブ油、米油）

ＭＣＴオイル（ココナッツオイル）は、消化吸収が早く、体内に蓄積されない中鎖脂肪酸で、疲労回復したい時や脳のエネルギー補給が必要な時に使います。

油は、抽出法で選ぶことも賢明です。

主な抽出方法には、溶剤抽出法と圧搾《あっさく》法があります。

溶剤抽出法は、抽出する過程で薬剤を使うために、食材から90％も油を取ることが出来ます。でも、これはもはや食用というよりも工業用の石油製品のような、死んだ油となります。

圧搾法には、高温圧搾法と低温圧搾法があります。

高温圧搾法では70％、低温圧搾法では20～30％の油を採取できます。

ここでは迷わず低温圧搾法を選びましょう。低温圧搾法では加熱処理を行わないため、身体に良い成分が壊れずに残されているからです。

もともと日本人は、油が受け入れられない民族でした。
油が日本に導入されたのは室町時代後期で、ポルトガルから伝えられたとされていま
す。油を食用にした記録が残されているのは、豊臣秀吉の時代です。秀吉も徳川家康も、慣れない油で体調を崩したという記録が残されています。
江戸時代には、庶民にも油を使った食べ物が拡がり始めましたが、最初は嘔吐下痢など胃腸障害を起こす人が続出したそうです。

同じ油でも、産地や栽培法によって組成に違いが見られます。
例えば、亜麻仁油であれば、緯度の高い寒い地域の亜麻仁油が最も品質が良いとされています。それは、低温でも凝固しにくいオメガ3脂肪酸が豊富に含まれるからです。
また、油にはそれぞれ特性があります。例えば、亜麻仁油、荏胡麻油などは、加熱しないで生のままで摂取します。

おすすめの油としては、ギー、アーモンドオイル、ココナッツオイル、マカデミアナッツオイル、ゴマ油、亜麻仁油、荏胡麻油、オリーブオイルなど、避けるべき油としては1年以上経過した油、キャノーラ油、サラダ油、菜種油、紅花油などが挙げられます。

買い物に行った時、特に何も考えずに油を選んでいる人も多いと思います。

例えば、「サラダ油」は、紅花、グレープシード、大豆、ひまわり、とうもろこし、綿実、菜種、ごま、米の９種類のいずれかの混合油になりますが、コストを考えると遺伝子組み換え作物が入っている可能性が非常に高い油になります。遺伝子組み換え作物が人体に与える影響の全容は、いまだ未知のままです。

サラダ油は、製造過程で高温処理していますが、２００℃前後の加熱で脳神経細胞に有害な毒素を生み出すことが確認されています。

サラダ油は安価なために多く消費されていますが、リノール酸の過剰摂取から体調不良の一因になることも示唆されています。この油は、パーム油と並んで、様々な製品に含有されています。パーム油には、「植物性油脂」と表記されていますが、発がん性が指摘されたことのある酸化防止剤が使われます。

「トランス脂肪酸」は、絶対に摂取してはいけない油です。

原材料に「マーガリン」「加工油脂」「植物油脂」「ショートニング」と書かれているものは、できるだけ買わないこと、食べないことを心がけてください。

注意すべき食品には、パン、マーガリン、お菓子、スイーツ、揚げ物、ファットスプレッド、マヨネーズ、アイスクリーム、ファーストフード、カレーやシチューのルウなどがあります。

原材料が不明であれば、お店に直接確認してみてください。コンビニ食や大手パンメーカー、お土産のお菓子などにも含まれていることが多いので注意が必要です。

細胞や細胞核、ミトコンドリアなどの生体膜は、脂肪酸で出来ています。トランス脂肪酸は、この生体膜の機能を阻害してしまうことがわかっています。

心身への悪影響が強いことから、世界的に使用の規制や禁止が進んでいる中、日本企業だけが、この有害なトランス脂肪酸を積極的に取り入れるという世界の動きと逆行した方針をとっています。儲かるからです。

トランス脂肪酸の人体への影響は、様々な大学や研究機関が調べています。

- ベルギー大学の研究では、大腸がん、前立腺がんの増加
- 九州大学の研究では、認知症発症リスクと優位に関連
- 米国の研究では、脳卒中の発症リスクが増加

・米国ハーバード大学では、心疾患リスクの増大

ＷＨＯとＦＡＯ（国連食糧農業機関）の合同専門家会の報告書では「冠動脈性心疾患」のリスクを高める確実な証拠があると発表しています。

このようなことから、ＷＨＯは、２０２３年までに食品への添加を全廃する目標を各国政府に呼びかけています。

米国、カナダ、シンガポール、タイ、台湾、香港、フィリピンなど、食品への添加を規制し、使用する場合には食品ラベルへの表示を義務付けている国も多いのですが、日本では、食品への含有規制も表示義務もありません。

大豆　和食の土台となる食材

「米」と「大豆」は、和食の土台となる食材です。

「大豆」の食材としての起源は古く、縄文時代にはすでに食されていたことが発掘調査によって判明しています。日本では、大豆は貴重なタンパク源となっている食材です。

「古事記」や「日本書紀」の神話の中にも大豆の記載が見られます。

古事記には、素戔嗚尊《すさのおのみこと》が食物の女神である大気都比売神に食べ物を求めると、大気都比売神は鼻や口、尻から食材を取り出して調理しました。それを見た素戔嗚尊は怒り、大気都比売神を殺してしまいます。すると、大気都比売神の眼から稲が生まれ、耳から粟、鼻から小豆、陰部から麦、尻から大豆が生まれたと記されています。

日本書紀にもよく似た話が出てきます。食物の神である保食神《うけもちのかみ》が月読尊《つくよみのみこと》に食事を出す時に、口から飯と魚と獣を出したことに月読尊は怒り、保食神を殺してしまいます。すると、保食神の眼から稗《ひえ》、腹から稲、陰部から大豆が生まれたと記されています。

大豆の豆は、古くからその栄養価が高く評価され、「魔滅《まめ》」「万米《まめ》」などとも呼ばれてきました。

飛鳥時代には、大豆の加工（発酵）方法も確立され、「大宝律令」には「醤」の記載が見られます。つまり、大豆を発酵させて「醤」を製造していたことがわかるのです。これが文献に見られる「味噌」や「醤油」の起源となります。

平安時代に書かれた日本最古の医学書「医心方《いしんぽう》」にも「大豆の栄養は米に優る」との記述がみられます。

昔の日本人は現代よりも短命であったとされますが、鎌倉時代や室町時代などの禅僧を調べると、当時としては驚くべき長命の僧がよくいました。彼らを調べた結果、大豆を多く取り入れた食事をしていることが明らかになっています。


大豆を使った代表的な食品には、味噌や醤油の他にも、納豆、豆腐、豆乳、湯葉、きな粉、もやし、煮豆などがあります。

豆腐を加工したものに「がんもどき」があります。これは世界最古のベジミートです。江戸時代の将軍家では、お正月の祝い膳の献立に「雁《がん》の肉」がありました。でも庶民にとって雁は、口にすることの出来ない高嶺《たかね》の花の食材です。そこで豆腐を使って、雁の肉に似せた料理を考案したのが、「がんもどき」です。


大豆は、50％炭水化物、30％がタンパク質、20％が脂質、亜鉛やマグネシウムなどの

ミネラルも豊富で、「畑のお肉」とも呼ばれます。

牛肉や豚肉のタンパク質は20％前後なので、大豆はそれらよりも高タンパク質食材なのです。

体内で生成されるホルモンに「エストロゲン」があります。最近は、化学合成された「合成エストロゲン」が家畜の飼料に混ぜられ、農薬にも使われて、人体に有害作用を引き起こしていることが確認されています。

このような人工的な合成エストロゲンの有害作用を、生体内でブロックする働きが在るのが、大豆に含まれている「ゲニステイン」です。

大豆を多く摂取している女性は、閉経後の乳がんリスクが40％も減少します。大豆を多く摂取する男性は、前立腺がんが少ないという研究結果もあります。

大豆のタンパク質に含まれるβ―コングリシニンは、血中の中性脂肪を調整する作用があります。

大豆の食物繊維と大豆オリゴ糖は腸内細菌を調えてくれます。さらに発酵させると、すごい力を発揮します。

また、若返りの成分と呼ばれているエクオールは、大豆の成分であるイソフラボンを腸内細菌たちが作り変えることにより腸内で発生する物質で、女性の骨密度を維持する作用があります。


【納豆】


よく「酒は百薬の長」と言われますが、納豆は「百肴《ひゃっこう》の長」と言われます。これは、酒の味を引き立てるだけでなく、弱った肝臓や胃腸を保護する効果があるからです。

「九月納豆は御大般若《おだいはんにゃ》様より有難い」とも言われます。大豆の旬である9月は、そのまま納豆の旬になります。この時期の納豆は、滋養作用が強く、健康増進になることから、般若心経《はんにゃしんぎょう》を唱えるご利益よりもありがたいという思いが込められたことわざです。

納豆を作り出す納豆菌は、稲藁や枯草、落ち葉などに生息している菌です。代表的な納豆菌は、バシラス・サブチリス（Bacillus subtilis）。納豆菌は、酵素によってグルタミン酸を繋げた高分子体を作り出し、これが納豆のネバネバと旨味になります。

納豆は、江戸時代の東日本では、なくてはならない食材の一つになっていました。江戸では、天秤棒を担いで納豆を売る棒手振《ぼてふり》という納豆売りが毎朝早くから町を歩きます。天秤棒には両端に桶があり、片方の桶には粒納豆、もう片方の桶にはたたき納豆（ひきわり納豆）が入っていたようです。粒納豆はそのままご飯のお供に、たたき納豆はお味噌汁の具材用になります。

「本朝食鑑」には、禅寺の台所で精進料理として作られていたことから「納豆」と呼ばれるようになったと記載されています。室町時代には、「糸引」「藁苞《わらづと》」などと呼ばれていたようです。

納豆菌は丈夫で、１００℃でも生きています。納豆菌は、高温や低温、乾燥などの過酷な環境に晒《さら》されると、芽胞《がほう》と呼ばれる構造を作って、再び環境が整うまで休眠します。そして、繁殖に適した環境に戻ると、菌体に戻って活動を開始します。

煮た大豆を稲藁で包んで一定の温度に保つと、稲藁に生息する納豆菌が大豆に繁殖して納豆が出来るという、納豆菌の特性をよく活かした食品です。

納豆には生体防御物質とも言われるリゾチームが含まれていて、昔から毒消しとしても使われてきました。また、放射能を除去する食品であることも証明されています。**腸内に納豆菌があると、乳酸菌が増えていきます。腸内細菌叢が乱れている時に、調える役割もあります。**

納豆は、血液をサラサラにして微小循環を改善し、血圧を安定させてくれます。骨の強化にも良い食品です。特に高齢の女性の骨粗鬆症予防には理想的な食品とされています。抗がん作用もあります。

江戸に鳥の鳴かぬ日があれど　納豆売りの来ぬ日はなし。

（江戸自慢／品川屋久助）

【豆腐】

豆腐は、奈良時代に仏教の伝来と共に伝わってきた食品とされています。豆腐の製造には多くの水が必要で、水が豊富な日本にとても合った食材です。

まず、大豆を粉砕して水を入れて加熱します。そこから繊維分などの固形分「おから」を取り除き、出来たものが豆乳です。その豆乳に、凝固剤を入れて固めたものが豆腐になります。

豆腐は大きく3種類に分けられます。
絹ごし豆腐、木綿豆腐、豆腐加工品です。

絹ごし豆腐：水分が多く、とても柔らかな食感が特徴です。カリウムやビタミンB群が多く含まれます。

木綿豆腐：製造工程で絹ごしよりも水分を絞り、味を凝縮させます。適度な硬さとなり、絹ごし豆腐よりも栄養価が濃く含まれます。

豆腐加工品：水分が多い豆腐は日持ちしないため、保存性を増すように様々な加工が施されました。豆腐を凍らせて乾燥させた凍り豆腐、油で揚げた油揚げや厚揚げ、がんもどき。湯葉は豆乳を加熱した時の表面の膜です。その他にも、様々な工夫によって豆腐加工品が作られています。

残念なことに、現代の豆腐は、かなり多くの食品添加物が入ったものが一般的になっています。購入する時には、必ず成分表を確認しましょう。

京都を訪れた時にとても美味しい湯豆腐屋さんに行きました。おもしろいことに湯豆腐屋さんでは、がつがつ食べる人、お酒で湯豆腐を流し込む人、お豆腐をじっくりと味わう人に分かれます。

湯豆腐は、シンプルな料理のようでいて、とても奥深い料理です。

素材の一つひとつについて時間をかけて吟味し、心を込めて、丁寧に作ることで、どれほど美味しくなるのかがはっきりわかるのが湯豆腐です。これはすべての料理にも通じることだと思います。

漬物　保存性の高い魅力的な食材

日本の漬物の歴史はかなり古く、縄文時代にはすでに存在していたようです。天平時代（奈良時代）には木簡に「瓜の塩漬」の記録があり、平安時代の「延喜式」には酢漬け、醤《ひしお》漬け、粕漬け、須々保利《すずぽり》などの記録が残されています。

長期に保存できる漬物は、特に冬の長い東北地方や雪の多い北陸地方では、とても重宝される食材となったようです。また、温暖な地域でも、主食を彩る副菜として発展してきました。

江戸時代には、漬物専門店が現れ、漬物に関する書も発行されています。

現在では、全国各地で600種類を超える多種多様な漬物文化が生まれています。

漬物は大きく分けて3種類あります。

1　菌が直接働いて作られる漬物
2　発酵生成物を利用して作られる漬物
3　食材に調味料を浸み込ませて作られる漬物

漬物の代表格は、糠漬《ぬかづけ》です。玄米を精米した時に出来る糠に食材を漬けて、糠の栄養素を吸着しながら、菌による発酵でさらに栄養素が加わります。

これによって、生の食材には無かった風味が加わり、ご飯のお供にぴったり合う、味わい深い食材となります。

新しい糠床を作るために、最初に野菜くずを入れるのは、そこについている植物性乳酸菌を繁殖させて、発酵作用や熟成作用を強化するためです。

乳酸菌には、動物の乳などに由来する動物性乳酸菌と、ほとんどの植物の葉などに生息する植物性乳酸菌があります。

動物性乳酸菌は、熱や乾燥、胃酸や胆汁《たんじゅう》に弱く、摂取してもほとんどが腸に生きたまま届くことはありません。お母さんの乳首の周囲にはたくさんの乳酸菌がついています。赤ちゃんは、母乳と一緒にこの乳酸菌も取り入れます。特に出産直後の乳酸菌はとても重要です。

植物性乳酸菌は、環境に強く、胃酸や胆汁にも強く、様々な微生物と共存できるために、生きたまま腸に届きます。種類も動物性乳酸菌の１００倍以上の種が確認されています。

漬物も、今では絶滅危惧種です。スーパーで販売しているほとんどの漬物は、添加物まみれになってしまっています。例えば、たくあんは、製造に通常3ヵ月以上はかかるはずが、わずか数日で出来てしまいます。

しかも、漬物の色のほとんどは合成着色料です。

たくあんは本来、大根に含まれる辛味成分が発酵して淡い黄色に変わるのですが、最近のたくあんには、黄色《おうしょく》4号が使われています。これは、ADHD多動性障害の原因物質として禁止されている国もあるタール系色素で、アレルギー性も高く、蕁麻疹《じんましん》や喘息の原因となる化学物質です。

紅ショウガなども、赤色102号や106号が使われています。これは突然変異やアレルギーの原因となり、発がん性も報告されていて、アメリカでさえ許可されていません。野沢菜の緑色は、黄色4号と青色1号を混ぜたもので、発がん性があり、EU諸国で禁止されています。

2024年の食品衛生法の改正によって、自家製漬物は従来の届け出だけではなく、製造環境を国際的食品衛生管理手法ＨＡＣＣＰに切り替えることが必要となりました。つまり、これが出来ないと、販売することが出来なくなったのです。

この法律改正によって、昔ながらの本物のお漬物を製造販売することは、非常に困難となりました。本物の漬物は、スーパーやお土産屋さんではなかなか買えない時代になってしまったようです。

私は、これは昔のように各家庭で無添加の漬物を作る文化を復活させる、良い機会だと捉えています。

特に糠漬けは、誰もが楽しんで簡単に出来る最高の漬物です。最近は、糠漬セットとして、購入したその日から使えるものも市販されています。

糠漬けは、知恵漬けとも言われますが、栄養価の高いお米の胚芽部分と乳酸菌や酵母菌などが働いて、野菜を魅力的な食材へと変化させます。

糠漬けがあると、毎日が楽しみになります。是非とも自分で作りましょう。

梅干　健康に必須の食材

梅干は、その名の通り、収穫した梅を塩漬けにして干したものです。

梅干は、発酵菌を使わない漬物の代表格です。発酵菌を使わない他の漬物としては、紅ショウガや福神漬けなどがよく知られています。


中国では、２０００年以上前から作られていましたが、日本に普及したのは鎌倉時代以降です。武士が戦の時に、疲労回復や食中毒予防、体調管理のために梅干を持参したという記録があります。


梅干は、昔から健康に必須の食材として重宝されてきました。

「梅干の七徳」「梅干は三毒を消す」「梅干の難逃れ」「医師を困らすには刃物はいらぬ、朝昼晩と梅干を食え」など、様々な功徳がある食材として愛されてきました。

殺菌作用、病気予防、強肝作用、食欲増進、消化促進作用、疲労回復作用、筋肉の乳酸生成抑制作用、抗酸化作用など、様々な薬効があることが知られています。

伝統的な本物の梅干しは、熟した梅を塩漬けにしてから天日干しをして、さらに本漬けして作られます。

こうして作られた梅干しは、保存状態さえよければ何十年でも保存可能と言われています。百年以上前に漬けられた梅干でおむすびを作っていただいたことがありますが、とても美味でした。

ただ、とても残念なことに、現在市販されている梅干しのほとんどは、食品添加物漬けにされた梅干しです。

より多く売るために化学調味料で味を変え、減塩を強調するために発酵調味料、タンパク加水分解物、調味料（アミノ酸等）、還元水飴、色素、酸味料、甘味料（ステビア、スクラロース）などの添加物がたっぷり入っています。

試しに近くのスーパーで確認したところ、日本の伝統的な本物の梅干しは販売していませんでした。伝統的製法の「梅干し」と添加物だらけの「添加物梅漬け」を、きちんと分けて命名してほしいくらいです。

添加物をしっかりと入れていながら「日本古来の伝統製法」というラベルをつけた老

舗業者まであって、がっかりしました。日本の伝統製法には、人工甘味料など存在しないのに……本当に残念なことです。

是非、本物の梅干しを食べることをお勧めします。

海藻　日本人に適した優れた食材

日本人は、様々な海藻を食べている世界的にみても稀《まれ》な民族です。**90％の日本人の腸内には、海藻を消化できる有用菌がいます。**実は日本以外の地域では、最大15％未満の人たちにしか海藻を利用できる菌がいません。

海藻に含まれる水様性食物繊維類は、特定の腸内細菌だけが有効に活用できるのです。

海藻は、カリウムやヨウ素をはじめとする素晴らしいミネラルやビタミン類、フコイダンやアルギン酸などの食物繊維や旨味成分が豊富に含まれている優れた食材です。海藻の摂取によって、免疫が強化され、内臓の過剰な脂肪が減り、血栓を防ぎ、糖質や脂質の消化吸収を調整することが出来ます。

鰹節　世界一硬い食品

鰹節は、鰹の頭と内臓を除去した身の部位を、燻《いぶ》して乾燥させ、表面に菌を付けて発酵させた食品です。鰹以外の魚も用いられます。世界一硬い食品としても知られています。

この製法は、太平洋の島々では、古代から魚を腐敗から守る方法として伝承されてきたもので、それが日本にも伝わったと考えられています。

日本での鰹節の起源は定かではありませんが、４世紀の大和朝廷の頃に、神様への供物「大御饌《おおみけ》」として「堅魚《かたうお》」が献上された記録が残されています。

10〜20回ほど燻して乾燥させる工程を繰り返します。この工程には、通常2〜3週間、長い場合で2ヵ月ほどかかります。この工程で、生と比較して大きさが6分の1ほどになります。1回だけ燻して乾燥させたものを「なまり節」と呼びます。

本枯節《ほんかれぶし》は、鰹を三枚に下ろしたあと、背側、腹側に分けるため、鰹一体から4本の鰹節が作られます。背側と腹側では、筋肉や脂肪の含有量が異なるため、呼び名が変わります。

背中側を原料として作ったものは、雄節《おぶし》、男節《おぶし》、背節《せぶし》と呼ばれます。雄節は、雌節《めぶし》よりも大きく、硬く、真っすぐな形で、筋肉量が多く、脂肪分が少ないため、透明で淡い出汁が特徴です。お吸い物など、素材の味を活かす淡味の料理に使います。

腹側を原料として作った節が雌節、女節《めぶし》、腹節《はらぶし》と呼ばれます。雌節は、内臓部分を取り除いたくぼみがあり、柔らかめで、脂肪分が多い節になります。雄節に比べてやや白濁した濃厚な出汁が特徴です。味噌汁や麺つゆ、煮物などのしっかりとした味付けの料理に使われます。

この雄節と雌節は一対となることから、縁起物として結納や結婚式などでも用いられています。

この他に、腹の皮を燻して乾燥させた乾燥腹皮《はらがわ》もあります。旨味が強いのが特徴です。

鰹節の他にも様々な魚の節があります。

- 鮪節（キハダマグロ）　淡い味で、上品なお吸い物に使われます。
- 宗田節（マルソウダ、ヒラソウダ、スマソウダ）濃厚な出汁が取れるため、蕎麦汁に使われます。
- 鯖節（ゴマサバ、マサバ）旨味が強く、うどんやそば、味噌汁に使われます。
- 鯵節（ムロアジ、マアジ）九州でうどんの出汁に使われています。
- 潤目節（ウルメイワシ）、鰯節（カタクチイワシ）旨味が強めで、麺類に使われます。

水　物質世界における万物の母体

日本は、清らかな水に恵まれた潤い溢れる国です。

国内の平均雨量は１８００㎜と豊かで、飲料として利用できる水が全国どこにでもあります。山岳地帯が主体の土地で、大陸とは違って水が地下に滞留する時間が短めなので、ミネラル分が少ない軟水であるのが特徴です。


和食は、水が豊富な環境で生まれた食文化です。

日本の水は口当たりが優しく、食材の味そのものを活かすことができます。

鰹節や昆布や椎茸などの出汁が活きるのも、日本の軟水だからです。

そのため、日本では水を多く使う稲作や、「洗う、炊く、煮る、蒸す、茹でる」などの、水をたくさん使う調理法が発達してきました。


良質な水は、とても重要です。

体内に摂取された水の中の最も微細な部分は、生命エネルギーへと転化されます。

大人の人体の50～60％は水です。骨にも水分が10％含まれています。汗や排尿の他にも、呼吸しているだけで300㎖の水分が出ていきます。

一般的な大人が一日に必要な水の量は、約2500㎖です。呼吸や皮膚から出ていく水分は約900㎖、排便排尿で出ていく水分は1600㎖です。これは運動量や季節、個体差、活動内容でも大きく変動します。

高齢者は体液を保持できる筋肉の量が少なく、喉の渇きも自覚しにくいため、脱水症状を起こしやすくなります。

子供は体液量が多く、その体液も喪失しやすい細胞外液が多いため、やはり脱水症状を起こしやすくなります。一日の水分の出入り率が高く、細胞外液の約半分が入れ替わります。ちなみに大人では7分の1程度です。

新鮮で良質な水を適度に飲むことは、身体にとってとても良いことです。

食事の少し前に水を飲んで胃を目覚めさせておき、食後2時間ほどしたら、また水を飲んで消化管を綺麗にしておくこともお勧めです。

水を飲む前には、両手で水の容器を包んで、優しい気持ちと感謝を伝えましょう。水は、最も言葉や思いの波動が伝わりやすい物質です。この行為によって、体内の水は確実に良い方向へ変化していきます。心の落ち着きや安らぎも増えていくはずです。

心が激しく動揺している時や感情が高ぶり過ぎている時などは、食事を休んで、水とギーだけにしておくこともよいでしょう。

エドガー・ケイシーは、「水は物質世界における万物の母体であり、霊的な力と物質的な力の接点となる」と語っています。

日本人が、霊的な能力を使いやすい体質であるのも、日本語の言霊に加えて、水が豊富な国土で生まれ育ち、気候も湿潤で多くの水を含むことが関係しています。

肉体的にも、精神的にも、身体を綺麗に保ちなさい。清浄な水が内的にも外的にも、生命エネルギーと活力を与えてくれるからである。

（エドガー・ケイシー）

日本茶　日本人に合う大切な飲み物

「日常茶飯事」「朝茶は七里帰っても飲め」「朝茶は祈祷」「食後の茶は仙薬」「茶好きは老けない」「茶は酒毒を消す」などと言われるように、日本茶は日常生活に無くてはならない大切な飲み物です。

お茶も中国から伝来されたものです。

医薬と農業を司る神とされる神農大帝《しんのうたいてい》が、ある日山の中で湯を沸かしていました。そこへ樹から葉が数枚舞い落ちてきて、湯の中に入りました。その湯は美しい淡黄緑色となり、香気が立ち上り、それを飲んだところ疲れが消えたそうです。

神農大帝は、この樹木の葉は、医者のように身体を調べて癒してくれる作用を持つことから、中国語の調べるという音「査《ちゃ》」に因んで「茶」と名付けたとされています。

こうして茶の葉は、約2千年前の漢の時代まで薬として使われ、その後嗜好品となり、唐の時代に一般的になりました。遣唐使や最澄や空海が日本に持ち帰ったのが、日本の茶の始まりとされています。

鎌倉時代には、全国各地へと拡がり、戦国時代には、千利休によって茶の湯が大成されました。さらに江戸時代には広く普及して、幕末には輸出も始まりました。

江戸時代には、将軍御用達の茶葉が京都宇治から江戸へと運ばれる「御茶壺道中」と呼ばれる一行がありました。茶壺が通る道は丁寧に掃除され、道に面した田畑では農作業は禁止、大名でさえ籠から下りて、御茶壺が通り過ぎるまで道を譲らなければなりませんでした。

道中でこの御茶壺御一行に出会うと、通り過ぎるまでは土下座する規則となっていて、その様子は「ずいずいずっころばし」という歌にもなっています。

日本茶の生産地第一位は、静岡県です。静岡県は、温暖な気候、適度な寒暖差、広い土地などお茶の栽培に適した地ですが、お茶の一大生産地となった理由はそれだけではなく、幕末の武士たちの働きによるものでした。

幕末の大政奉還から明治維新となったことで、それまで藩に帰属してきた武士たちは職を失い、生活が困窮してしまいました。明治政府は、収入を失った武士たちへの救済策として、事業資金の貸し付けや、農工商への就業や移住を支援する「士族授産《しぞくじゅさん》」を実施しました。

　この救済制度を利用して、当時広大で不毛だった静岡県の牧之原台地で、刀を捨てた武士たちが茶畑を開墾していきます。それが、今の茶の生産地日本一のきっかけになったのです。

　現在では、様々な製茶法が確立されて、各地で特徴のある日本茶があります。

　茶葉によって、香り、味、色合いなど、様々な個性があります。

　日本茶には、煎茶、玉露《ぎょくろ》、抹茶、かぶせ茶、玉緑茶《たまりょくちゃ》、番茶、ほうじ茶などがあります。

　お茶の表面に浮かぶ小さなホコリのようなものは、毛茸《もうじ》と言って、お茶の新芽を守るために生えている葉の裏の産毛です。茶葉が新芽である証拠です。

　ちなみにジャスミン茶は、実は緑茶にジャスミンの花の香りを入れた「花茶」と呼ばれるもので、ジャスミンの葉はつかっていません。

　また、茶殻は食べられるので、チャーハンなどの具材に使うとよいでしょう。

　日本茶は、コーヒーと同じカフェイン入りの飲み物ですが、コーヒーよりも日本人に合っています。コーヒーは、神経を興奮させながら、筋肉を硬直させやすくしますが、日本茶は、神経を適度に活性化し、筋肉を緩めやすくします。

茶は旨味成分として、15種類ほどの遊離アミノ酸を多く含みます。主なものはテアニン、グルタミン酸、グルタミン、アルギニン、アスパラギンなどで、その含量は乾燥重量当たり2~5%にも及びます。なかでもテアニンは全遊離アミノ酸の4割以上を占め、茶の旨味成分として知られています。

テアニンは茶の根で合成され、それが葉に溜まります。日光を受けると、テアニンは渋味成分であるカテキンへと変化します。そこで茶の木を被覆《ひふく》すると、カテキンへの変化が抑制され、旨味が多く渋味の少ない良質なお茶となります。

直射日光を避けて栽培された茶葉で作った玉露や抹茶の原料となる碾茶《てんちゃ》には、テアニンによる優しい旨味があります。

テアニンは、例外的に脳血液関門を通り抜けられる特性があります。そのため、テアニンを摂取すると脳波にα波が出現し、リラックス状態を示すことが報告されています。

一方で、太陽光をしっかりと浴びて育った茶葉には、美味しい渋味が加わり、「カテキン」が豊富です。カテキンには、目を覚ます作用があります。

日本茶は、コーヒーのように、心血管系の疾患や呼吸器疾患による死亡リスクを低下させることが確認されています。

日本茶にもカフェインが含まれますが、コーヒーよりも穏やかに作用します。それは、テアニンがカフェインの覚醒作用を緩和するためです。

原則として、お茶を淹《い》れる時に熱湯を使うと、苦味渋味のカテキンやカフェインが多く抽出され、60℃以下のお湯で時間をかけて淹れると、テアニンが多く抽出されます。そのため、玉露や高品質の煎茶などは、温めのお湯で淹れることがお勧めです。

また、ポリサッカライドも日本茶で注目されている成分の一つです。血糖値の上昇を抑え、去痰《きょたん》作用や消炎作用があります。

ポリサッカライドは、新茶よりも三番茶や秋冬茶に多く含まれます。熱に弱いため、水出しで茶を入れると良いでしょう。

東北大学での研究では、65歳以上の1万3600人を対象にして5～7年追跡した研究があります。その結果では、日本茶を1日5杯以上飲んでいる人たちの認知症発生率は、1杯未満の人と比較して27％低かったという結果が出ています。

九州大学の研究では、1万1700人を対象に、緑茶を1日7杯以上飲む女性は、白米と糖尿発症リスクの相関が無くなるという結果となりました。

茶を味わう用語をいくつかご紹介しましょう。

香気《こうき》　香しさ、爽快さ、強さなど。香気成分は、700種類以上あります。

水色《すいしょく》　色合い、透明度、彩度、濃淡など、茶葉の品種によって良質の基準が異なります。

茶殻　茶の品質が表われます。葉の形や色、均一性など。手摘みの場合には、葉の形が綺麗です。

滋味《じみ》　緑茶の味は、旨味、渋味、爽快味、甘味やコクや濃厚さなどの調和を評価します。

茶は養生の仙薬なり。延齢の妙術なり。

（喫茶養生記／明庵栄西《みょうあんえいさい》）

茶は渇を止むるに非ず、喫するなり。

初椀、香を賞し、二椀、味を賞し、三椀、其の茶を賞す。

（茶は喉の渇きを止めるためのものではなく、心を集中して味わうもの。一杯目は香りを味わい、二杯目は茶の味を楽しみ、三杯目は茶そのものを楽しむものである）


（喫茶弁／小川可進《おがわかしん》）

米麹甘酒　栄養が詰まった「飲む点滴」

発酵食品である米麹甘酒は、栄養がたくさん詰まった発酵飲料です。

近年になって再び脚光を浴び、その栄養価から「飲む点滴」などと称されています。

甘酒には主に二種類あります。

米麹甘酒　米に麹を入れて発酵させたものです。現在はこちらが一般的です。酒と書きますが、アルコールは入っていません。

酒粕《さけかす》甘酒　酒粕を水で溶かし、砂糖を加えたものです。こちらはアルコールが微量含まれています。

「日本書紀」に「木花咲耶姫《このはなさくやひめ》が、天甜酒《あまのたむざけ》という飲み物を作った」という記述がありますが、これが甘酒の原型だったようです。平安時代には高級品だった甘酒ですが、江戸時代中期になると一般庶民にも拡がっていきました。

米麹甘酒の製法はシンプルです。まず、ご飯に水と麹を入れてよくかき混ぜます。その後、蓋をして55～60℃に保ちながら、寝かせて発酵させます。

酒粕甘酒は、沸騰したお湯に酒粕を入れて、弱火のままよく混ぜます。酒粕が充分に溶けたら、再度強火にして砂糖を加えます。少しアルコール分が残るのと、お酒の匂いがするので、日本酒を飲めない人は好まないかもしれません。

日本酒　神様への尊い捧げもの

日本酒は、米と米麹と水を加え発酵させたアルコール飲料です。

縄文時代にはすでに、自然発酵による酒らしきものがあったとされています。弥生時代には、巫女が米を噛んで発酵させる「口嚙之酒《くちかみのさけ》」があったことが「大隅国風土記《おおすみのくにふどき》」に記録されています。

その後も神聖な酒を造るのは女性の役割で、敬愛の気持ちを込めて「刀自《とじ》」と呼ばれていました。前述の通り、「日本書紀」にも「天甜酒」を木花咲耶姫が造る記述があります。

日本酒作りに男性が加わるのは、中国から大樽作りの技術が伝わってからで、「刀自」は男性が加わったために「杜氏《とうじ》」と呼ばれるようになりました。江戸時代には、杜氏や蔵人《くらびと》が女性に気を取られないよう女人禁制としたようです。現在ではその風習は撤廃され、再び優秀な女性杜氏たちが活躍しています。

酒《さけ》は、古語で「くし」と呼ばれていました。飲酒により「奇《く》しき」状態になることに由来すると言われています。


日本酒には、飲用の日本酒と料理に使う料理酒があります。

料理酒が飲用の日本酒と違うのは、塩が添加され加塩発酵されていることです。

料理酒は、調味料として様々な効果があります。例えば、味に甘味と旨味、そして香りが加わります。魚の生臭みの成分トリメチルアミンと反応して、臭みが消えてしまいます。肉の消臭効果にも優れています。さらに、日本酒は魚の筋繊維を収縮させて、煮崩れを防ぎ、煮魚の旨味を魚に閉じ込めることが出来ます。


料理酒は、料理酒、純米料理酒、料理清酒、純米料理清酒の4つがあります。

料理酒と純米料理酒は、塩や添加物が入っているため、法律上は酒類には該当せず、年齢確認無く購入することが出来ます。この2つは「不可飲処理」を行っているため、そのまま飲むことは出来ません。

料理清酒や純米料理清酒は酒税法上の酒類に該当するため、成人のみ購入可能です。


日本酒は、大きく分けて9種類あります。大吟醸、吟醸、特別本醸造、本醸造、純米大吟醸、純米吟醸、特別純米、純米、普通酒です。

日本酒は製造工程がとても多く、複雑で、高度に発達した伝統製法によって作られています。米を磨き、洗い、水に浸す段階から、最後の火入れまで、熟練の技と知恵と経験による勘が必要不可欠な芸術品です。

まず、蒸したお米に麹菌を加えて、米麹を作ります。日本酒のお米は、酒造好適米と呼ばれる日本酒専用のお米で、様々な品種があります。日本酒の米麹には、主に黄麹が使われますが、白麹や黒麹を入れて特徴を引き出す酒もあります。

その米麹と水に酵母を加えて、さらに蒸米を加えたら寝かせて、酒母を作ります。その酒母にさらに4日間かけて蒸米と米麹と水を加えて仕込み、その後に低温で発酵させて醪《もろみ》を作ります。醪から、日本酒を搾り、固形物を濾過《ろか》・澱引《おりび》きします。濾過した日本酒をそのまま（生酒《なまざけ》）もしくは火入れ・貯蔵してから瓶詰めします。

日本酒の味わいはとても繊細で、その土地の水によっても大きく味わいが異なります。

また、日本酒には、「無濾過生原酒」「熟成古酒」「貴醸酒」「あらばしり」「槽搾り」「生酛」「山廃」など、こだわった特別な仕込みや作り方をしたものがたくさんあります。

蔵の人々の熟練の技で作られた日本酒はとても繊細で、開栓すると、時間と共に味と香りが変化していきます。また、飲む温度によって味や香りや舌ざわりが変わります。そのため、温度５℃刻みで呼び名がついています。

飛切燗　（55℃以上）　香りが強く辛口
熱燗　（50℃）　香りがよくキレの良い味
上燗　（45℃）　香りがしまり、ふくよかな味わい
ぬる燗　（40℃）　高い香りとふくよかさ
人肌燗　（35℃）　麹の香り
日向燗　（30℃）　なめらかな味わい
常温・冷　（20℃）　口当たりが優しい
涼冷え　（15℃）　華やかな香り
花冷え　（10℃）　繊細な味
雪冷え　（５℃）　すっきりとした味わい

最近は、高品質な日本酒が見直され、小仕込みと呼ばれる少量生産の蔵が増えてきました。小仕込みだからこそ生まれる味わいがありますが、大量生産は出来ません。なかなか入手できない日本酒があるのも、蔵の伝統製法にこだわりがあるからです。

原材料がシンプルなだけに、素材一つひとつのエネルギーの変化が、味に大きく影響してきます。

このようにしっかりと作られた日本酒をゆっくりと味わうために、日本酒を飲む時に「やわらぎ水」が添えられることがあります。日本酒の合間に、それを作った仕込み水を飲んで、口の中をリフレッシュする目的があります。

日本酒は、奈良時代にはすでに製造法が確立されていたようです。

元々は大変貴重なものであり、神聖な米から造られ、祭礼の際に神様に捧げるものでした。心を込めて造られた日本酒は「御神酒《おみき》」とされて、最も尊い神饌《しんせん》の一つとして献上されます。御神酒は、神様にお供えするときは「ごしんしゅ」と呼び、直会《なおらい》で人々に振る舞われるときに「おみき」と呼ぶこともあるようです。

神饌は、神様にお供えされる御食事です。素材そのままのものを素饌《そせん》、人の手を加えたものを熟饌《じゅくせん》と呼びます。

御神酒は、多くの工程を経て心を込めて作られるお米の熟饌であり、非常に尊いものとされています。御神酒には、白酒《しろき》、黒酒《くろき》、醴酒《れいしゅ》清酒《せいしゅ》と、作り方によって4種類があります。

御神酒の作法を簡単に記しておきましょう。

1 神職（御巫《みかんなぎ》）が御神酒を注ぎに来たら、一拍手（礼手）で感謝を表します。

2 盃を両手で持ち、親指（神様を表す）だけ上に向けて、あとの4本の指は下から盃を支えます。

3 御神酒を注いでもらい、神職の合図があってから、三口に分けていただきます。三口は、三つの世界（神界・幽界・地上界）に向けたものです。

4 飲み終わったら、親指（神様）、人差し指（真我）、中指（人間の清浄な性質）の3本の指（浄指）で口をつけた個所を拭きます。

5 盃を丁寧に戻します。

ちなみに、漢字の「福」という字は、神様の祭壇になみなみと注がれた御神酒を表す象形文字が語源になっています。よく酒の席で「宴もたけなわですが」と言いますが、この「たけなわ（酣）」とは、酒造り用語で、発酵が進んだ酒に甘味が出る事を意味しています。

このように素晴らしい日本酒ですが、最近の多くの日本人は、お酒全般を飲み過ぎているのではないでしょうか。

もともと日本酒を飲むことは「三献《さんこん》」といって、神と人が契《ちぎ》りを結ぶ神聖な儀式でした。三献は、婚礼の三三九度や宴会の駆けつけ三杯などにも名残が見られます。

雛人形でも、酒の盃や提子《ひさげ》というお酌の道具を掲げて三献の様子を表す三人官女が上段に位置されるのは、その重要性を示すためです。

また、お酌《しゃく》は主従関係の契りを固めるために使われてきました。戦を行う前に、将軍は家臣たちに酌をして忠誠心を誓わせました。

神々と共に天意に従って生活していると、身体はそれほどアルコールを必要としません。感謝して、少量を味わえばいいのです。

お酒に対する強さには、大きな個人差があります。一般的には、女性よりも男性の方がお酒に強く、高齢者よりも若者の方が高いアルコール分解能力を持つ傾向があります。

お酒を飲むと、体内で有害物質アセトアルデヒドが発生します。これは、体内の「ALDH（アルデヒド脱水素酵素）」によって分解されます。この分解酵素には、アルデヒドの血中濃度が低い時に働く「ALDH2」と、高濃度になると働く「ALDH1」の二種類があります。

「ALDH2」の活性が弱いか欠けていると、アセトアルデヒドが体内に残留しやすく、お酒に弱い体質になります。この分解酵素の活性度合いは、両親から受け継いだ遺伝子によって決められます。

日本人は、このALDH2が欠損している人が全体の約44％と、顕著に多い民族です。つまり、日常的な飲酒には適していないのです。他の国のALDH2欠損率は、タイ人で10％、インド人で5％、北米先住民ナバホ族で2％、イスラエル人・ドイツ人・エジプト人・スウェーデン人・ケニア人などでは0％です。

ちなみに私はいくらでも飲めますが、ほとんど飲むことはありません。

お酒は元々、御神酒としていただくもので、身体にアルコールを入れて肉体を酔わせる目的で毎日飲むということは無かったはずです。

私は、**日本酒は世界で最も高度な技術で完成させた飲み物**だと認識しています。蔵人が心を込めて完成させた芸術品を、毎日浴びるように飲む必要は無いでしょう。日本酒に対する価値と価格は、もっと高くても正当だと思います。

いつでもどこでもお酒を飲むことが日常となった現代の日本では、お祝いの席や祭りや御神事で御神酒を飲むという「盃事《さかずきごと》」の精神が忘れられてしまっているのかもしれません。酒を酌み交わして固く誓う御神事である「盞結《うきゆい》」という言葉は、覚えておいて欲しい大和言葉の一つです。

日本画家の大家である横山大観は、「日本酒も日本画も芸術だ」と言って、人生後半の50年間、ご飯の代わりに日本酒を主食にしました。晩年重病を患って薬も水も喉を通らなくなった時でも、日本酒だけは飲めたようですが、普通の人は真似しないでいただきたいと思います。

アルコール飲料は、最も精妙なエネルギー体に直接作用するため、惟神の道を歩む人は、出来るだけ飲まないか、神事としてたしなむか、食前酒程度の量に留めておくことをお勧めします。

好んで酒を飲むべからず。固辞し難くとも微醺《びくん》にして止むべし。
（好んで酒を飲んではならない。断り切れない時でもほろ酔い程度で止めるべき）
（松尾芭蕉）

第 4 章

霊性進化の危機

現代型栄養失調に陥る人々

現代の日本は、食べ物に恵まれた環境にあります。

日本が無駄に廃棄している、いわゆる食品ロス量は年間470万トンを超えます。一方で、世界の食糧支援量は、年間480万トンです。

これだけ食料を余らせている国の国民が、今、なぜか栄養失調に陥っています。これはどういうことでしょうか。

栄養失調というと、思い浮かべるのは食糧難の地域の飢餓でしょう。

この栄養失調は、食べるものが無く、エネルギー量が圧倒的に不足して起こります。

それに対して、**現代社会では、エネルギー量が十分に足りているにも関わらず、ビタミンやミネラルなどの栄養素が圧倒的に不足することで起こります。**

現代社会では、無理なダイエットや栄養が偏った食生活、栄養価の低い食事の摂取などが原因となって栄養失調が起こっています。

近年は、見た目も良くて、お腹を満たすけれども、栄養価も良質のエネルギーも無い食べ物が増えているように思います。コンビニ弁当でもファーストフードやファミリーレストランでも、彩りの良い野菜が入っていて、見た目はとてもヘルシーです。でもこれは、本当に見た目だけということがほとんどなのです。

実は、コンビニなどは企業側の都合で、食品からミネラルを抜いてしまう工程が採用されています。

まず、野菜を水に入れて煮ます。その後リン酸塩を入れて、野菜のミネラルを抜きます。お肉や冷凍食品にもリン酸塩を入れます。これで見た目が良く、プリプリに仕上がるのです。さらにこのリン酸塩は、食べた人の体内の存在する大切なミネラルを吸着して、体外に排出してしまいます。

これによって、ミネラル不足の体が出来上がります。心にも身体にも不自然な状態を引き起こしてしまうのです。

私たちの身体には、様々なミネラルが必要なことが、最近の研究で明確にされてきました。極微量なミネラル元素が、実は大きな役割を担っていたのです。

例えば、バナジウムは体内に極微量に存在しています。動物にバナジウムを抜いた食事を与えると、すぐに健康状態の悪化が見られ、生きていけない状態になっていきます。これは他の微量元素でも起こります。

体内に存在する多くの微量金属元素が欠乏すると、様々な病気になることが理解され始めています。

ファーストフードなどは、注文してからあっという間に料理が提供されます。あれだけのスピードで料理を提供するには、あらかじめ工場で加工までを完了している必要がありますが、その分新鮮さはほぼ失われ、添加物の量も増加してしまいます。

このように立派な料理に見えながら、栄養価が無い食べ物ばかりを摂取していては、栄養失調が増加するのも無理はありません。このままでは、栄養価の問題だけでなく、命を吹き込むべき料理が命を奪うことになりかねない状況です。

コンビニやファーストフードには役割があるとしても、国の命運を握る大切な国民たちの身体と精神を弱体化させることに、加担してほしくないと思います。

消費者側も、嗜好品としてたまに楽しむのは良いですが、常食としないことが無難な選択だと思います。

見て喜び、匂いを嗅いで、口の中で素材を感じながら感謝する、食べ終わったら、この料理に関わった作り手に感謝が湧いてくる……。そんなことが自然に起こるのが、本物の食事です。

そして、現代型栄養失調で間違いなく不足しているのは、「ビタミンＩ（愛）」と「ビタミンＧ（Ｇｏｄ）」でしょう。昔の日本人には、愛にあふれ、神々と共に暮らす民族だったはずです。

是非、そのことを思い出していただければと思います。

肉　現代社会の食肉事情を知る

日本では、肉食が長い間控えられてきた歴史があります。

古くは、「魏志倭人伝《ぎしわじんでん》」にも、倭人が肉食を控える様子が記録されています。そして、その数百年後の６７５年には、天武天皇が肉食禁止令を発しています。それ以来、明治時代になるまでの千年以上に渡って、表向きは肉食が一般的には自粛されてきました。この法令が、和食の発展に大きく影響を及ぼしています。

繰り返しになりますが、私は、各自の肉食を否定することは決してしません。様々な事情や体質などにより、食べる必要がある人もたくさんいます。

食べ物については、深く広い視野で見るべきです。**つまり、物質的な側面だけではなく、その食材の持つ霊的な側面も重要視すべきなのです。**だから、まず食材に関する事実を把握して、それを食べるかどうかは各自が自己責任で判断すべきだと思っています。

ただ残念なことに、現代社会の食肉事情は土台が歪んでしまっています。動物の肉は、動物の意識の波動によって作られています。現代社会では、その動物たちを尊厳ある生き物として見なしていない傾向が強いのです。

無慈悲に屠殺《とさつ》される瞬間に彼らが放つ、強い恐怖や苦悶や怒りや悲しみといった負の波動は肉の中に残ります。私は何度か屠畜場に視察に行きましたが、動物たちが作り出す恐怖の波動と断末魔の悲鳴は、忘れることが出来ません。

そして、これらの波動は、肉の中に残存し、その肉を摂取した人の体内に浸透していくことになります。

農林水産省の調べでは、牛や豚などの家畜の健康状態はとても悪く、病気の罹患率が高いことがわかっています。これ以上病気にならないようにと、遺伝子組み換え作物の入った餌《えさ》には、たくさんの抗生物質や薬が混ぜられます。

運動させるとエサ代が余分にかかるので、出来るだけ動かさないようにして太らせます。そんな育て方で健康を維持できるはずがありません。

ちなみにEUでは、家畜に抗生物質入りの餌を与えることは禁止されています。これは当たり前の事であり、日本が異常なのです。

これらのことは、スーパーで綺麗に精肉された状態しか見ていない消費者には、わからないことです。

抗生物質を大量に投与されながら、遺伝子組み換えの餌で育った肉を食べていたら、腸内細菌に一体どのような影響が出てしまうのでしょうか。

人は、消化器官を介して地上と密接な結び付きを作っています。

人は、動物の意識の波動よりも高いレベルに向かうべき存在なのに、動物の肉の波動を摂取し続けることによって、動物と同じレベルに留まってしまいます。身体を地上に繋ぎ止めるとても強い力が働くのです。

植物は、基本的に地上から高い波動領域へと昇華する力を養うものですが、植物の中にも地上に繋ぎ止める作用を持つものもあります。その代表格が、ジャガイモで、お肉と相性が良いとされています。

植物を消化する時には、身体のエネルギー体で、高次へと繋げるための力を使う必要が出てきます。でも、肉食の場合には、高次へと繋げる内的な力を働かせる必要がありません。

そのため、長期間肉食中心の食生活をしていると、エネルギー体に備わっている力を動かす霊的器官はゆっくりと萎縮を始め、硬化していく傾向が見られます。

肉体の感覚器官では違和感を生じないために、霊的な洞察力がなければ、このことに気付くことは全く無いと思います。でも、ある程度、霊的に目覚め始めると、肉食が自然と減っていくのは、深い意識がそれを理解しているからです。

人間の身体は、大きく分けると、肉体、微細体、原因体の３つの構造で成り立っています。波動の粗い肉体から、最も波動の精密な原因体まであり、心の本体は原因体に属しています。

植物は、肉体と微細体に影響します。さらに微細体の領域から優しく原因体に働きかけます。

一方、動物は、ある程度、直接原因体にも影響を及ぼします。つまり、心に動物的な波動を入れることに繋がります。それは、野生的な活力や魅力も含みますが、動物的な本能をも含むことになります。

現代の食肉事情では、身体と意識の波動の差から、不安感や恐怖感、緊張感、闘争心が生まれ、やがて純粋知性を濁らせ、純粋理性を覆い隠してしまいます。いまだに世界中で戦争や紛争が絶えないのは、食生活にも原因があるのではないでしょうか。

このことは、実験動物を使った研究でも示されています。マウスを植物食の群と肉食の群に分けて飼育した実験では、植物群では共生的で長生きしたのに対して、肉食群では争いが絶えず寿命も短くなったという結果でした。

お釈迦様は「肉食は過罪となり、食さないところに功徳があることを知れ」と述べたことが「楞伽経《りょうがきょう》」に記録されています。

動物の優れた特性を学びたいのであれば、動物を殺して食べるのではなく、大自然の中で活き活きと生きている姿、その生き方から、エネルギーを学べばよいのです。

特に日本人は、穀物食向きの民族であるため、胃酸の分泌が少なく、タンパク質分解酵素も少なく、腸が長い、肉食には不向きな体です。

小腸の長い民族が肉食した場合、肉体的には、老廃物としてアンモニアなどが発生し、肝臓や腎臓に負担がかかります。大腸でアンモニアが多くなると、大腸がんの原因となることが判明しています。実際に、肉食が増えてから、日本人の大腸がんは増加の一途をたどっています。

アンモニアが血液に入ると、血液を汚すことになります。赤血球同士がくっついてドロドロになり、毛細血管の血流を悪くします。さらにタンパク質過剰で身体は酸性に傾き、それを体が中和しようとして、カルシウムが骨から放出されます。同時に骨も弱くなります。腸管の粘膜も傷つけるために、アレルギーや消化器疾患も誘発します。

さらに、どうしても高温加熱調理が多いために、終末糖化産物ＡＧＥｓを始めとする発がん物質や酸化物質などがたくさん生成されてしまいます。

また、肉には吸収率の高いヘム鉄が豊富に含まれているため、貧血予防になるものの、ヘム鉄の過剰摂取は酸化によるダメージが増え、炎症が起こりやすくなり、心血管系疾患のリスクが高まることも報告されています。

強靭《きょうじん》かに見えるボディービルダーには、意外にお腹が弱い人が多いのですが、これは過剰な肉食の影響です。

お肉は、お酒やタバコやインスタントラーメン、スナック菓子のような嗜好品と考えておくのがよいでしょう。

嗜好品とは、日々の暮らしの中で癒しや口福《こうふく》を与えてくれる、心の栄養になるものです。

海外から輸入する肉には、肥育ホルモンが使われていることがあります。

このホルモンは、そのまま食べる人の体に入り、ホルモンバランスを崩します。

過去にホルモン使用肉を使ったベビーフードで障害が発生し、発がんの危険性も判明したことから、日本以外の世界では、ホルモン剤を使わない肉が主流になっています。

ＥＵでは厳重に禁止されており、ロシアでもホルモン不使用証明書が無いものは輸入が禁止されています。

ＥＵで米国産牛肉の輸入を禁止してから、乳がんの発生率が劇的に減少したという報告もあります。これをきっかけに「牛肉戦争」と呼ばれる貿易摩擦問題が起き、現在ではホルモン不使用の牛肉のみ輸入が許可されています。

肥育ホルモンは乳がんの危険性があるため国内では禁止されているのに、米国からの輸入は野放し状態です。

ラクトパミンは、肥育を早め、肉の赤い部分を増やすために使われますが、人体に有害です。この薬剤に関しては、最近台湾で大規模抗議デモが発生して話題になりました。

また日本では、家畜の飼料の90％以上を輸入に頼っています。

ほぼ遺伝子組み換えと見なしても大げさではありません。

肉食文化の北米先住民イヌイットの人たちは、日本人がスーパーで購入するような肉とは全く違い、野生のアザラシを主食にしています。

野生のアザラシの肉は、ホルモン剤や抗生物質などの意図的な汚染はなく、陸生動物の肉と違いオメガ3脂肪酸が豊富で、しかも生食が主体です。また、ビタミンなどの栄養素は、伝統的発酵食で充分に補える仕組みが出来ています。日本で同じような肉食を行うことは、ほぼ不可能です。

沖縄では、長寿の秘訣と言われた豚肉ですが、元々はハレの日の御馳走であり、日常食ではありませんでした。しかも頭から肢《あし》の先まで、筋肉から内臓、血液にいたるまで、すべてが食材として利用されます。また昔の豚は、化学物質に汚染されていない飼育法でした。

沖縄県では、最近急激に平均寿命が短くなっています。

1975年から2005年までの30年間は、女性では長寿日本一の県でした。ところが、2023年には女性は47都道府県中16位まで落ち、男性は43位にまで落ちてしまいました。これは、戦後米国式の肉食中心の食生活が定着したことが一因とも指摘されています。

食文化の欧米化の傾向は、いまや沖縄県だけでなく、日本全土に見られます。しかも欧米化だけでなく、そこに農薬や添加物の問題が追加され、日本人全体の健康状態の悪化が加速しています。

獣肉を食べると神様に嫌はれる。

（出口王仁三郎）

神に近づく時は、肉食は慎むべきである。（肉食は）霊覚を妨げるものである。

（出口王仁三郎）

加工肉　人の舌を狂わせる魅力

加工肉は、手軽で美味しく食べられるために、一般的に人気の食材となっています。本来、肉を食すということは、動物を捕獲もしくは育てて、解体、調理することだったはずです。

でも今では、それらの工程をすべて飛ばして、肉塊となったものをさらに工場で加工して、温めれば食べられる気軽なファーストフードにまで発展させています。

そしてさらに、加工から販売までの過程で、大量の添加物を入れるようになってしまっているのです。

市販の多くのハムやソーセージなどでは、水や大豆タンパク、でんぷんに添加物を加えて、原材料の肉よりも数十％ほどカサ増しをします。伝統製法よりもジューシーで、食感も良くなるからです。

かつて世界的大手ハンバーガー企業が、顧客にアンケートを取ったところ、もっと健康的なメニューが欲しいという声が圧倒的に多く寄せられました。そこで、野菜中心の健康的なメニューを開発し、大々的に広告を出して販売したのですが、なんと、誰も買わなかったのです。

ところが、肉を二倍に増量した商品を発売したところ、こちらは飛ぶように売れました。表向きには健康食を求めながらも、実際に食べたいのは加工肉だったのです。

また、ＥＵの菜食の展示会で、大手ハンバーガー企業のチキンナゲットを最先端大豆ミートとして試食してもらったところ、驚くべきことに、すべての菜食主義者たちがその味を絶賛したそうです。加工食には、人の舌を狂わせる魅力があるのでしょう。

米国ハーバード大学の研究では、肉類の摂取量が増えると寿命は短くなるという研究結果が公表されています。

肉類の消費が一日85ｇ増えた場合、死亡リスクは赤身肉で18％、加工肉で21％増加します。がんの発症リスクについても赤身肉で10％、加工肉で16％増加します。

逆に、肉を魚や穀物などに置きかえた場合、死亡リスクが大幅に下がると予測される結果となりました。

ノルウェイのベルゲン大学で、食事と寿命に関する数多くの論文データを使ったメタ分析結果が公表されています。

その結果、豆類や全粒穀物、木の実が多い食事が、最も寿命が長くなることが確認されました。一方で、赤身肉や加工肉、牛乳、砂糖は、マイナスの要因に働いていました。

20歳から健全な食事を続けると、寿命は10年延びるという予測が出ています。

60歳から健全な食事に切り替えた場合でも８年は長生きできるし、80歳からでも３年半寿命が延びるとの試算もあります。

加工肉は、ＩＡＲＣ（国際がん研究機関）の発がん性分類で、グループ２Ａ（人に対して発がん性の可能性が高い‥動物での発がん性の十分な証拠が確認されたもの）に分類される添加物が多用されています。本来は、必要の無い添加物も、販売量を増やすために使われているのが現状です。

ＷＨＯは１日50ｇの加工肉（ソーセージだと２～３本）を毎日食べた場合、大腸がんのリスクが18％も高まるという研究結果を公表しています。

ハーバード大学の研究では、加工肉をよく食べる若者は、精子の奇形率が高いことも明らかにされています。

欧州疫学ジャーナルの論文では、148件の論文を分析した結果、加工肉摂取者は、肺がんが12%、結腸がんが21%、直腸がんが22%、乳がんが6%、それぞれ増加することが判明しました。

フランス糖尿学会の学術専門誌には、加工肉を1日50g摂取すると、2型糖尿病のリスクが46%も増加すると記載されています。

アメリカ臨床栄養学会誌に掲載の研究では、加工肉を週に150g以上食べた人は、心臓発作や脳卒中のリスクが46%増加することが明らかになっています。


これだけのデータが示されてもなお、加工肉が売れ続けているのは、味や触感の強さによるところが大きいと思います。舌の誘惑をとるか、細胞の喜びをとるか、その判断は各自の理念によるところが大きいでしょう。

ただ、食べたいのに無理に我慢することは避けてください。食は人生の楽しみであり、心の栄養にもなるのですから。

どんな食生活でも、無理をすればその反動が必ずやってきます。

無理をしない範囲で、長い年月をかけて調整していくのが最も長続きする秘訣です。

がんを始めとする様々な病気は、非菜食を摂取することにより引き起こされます。

（サティヤ・サイ・ババ）

牛乳　伝統食と現代食の象徴

現在の日本では、飲用の牛乳は１００％国産ですが、乳製品は海外から多く輸入されています。

輸入した乳製品には、モンサント社の「遺伝子組み換え牛ソマトトロピン」がよく使われます。これは月に2回注射することで、20％乳量が増加します。

この牛乳についての研究では、摂取者の乳がんの発生率は7倍、前立腺がんは4倍に増加すると報告されています。

しかもこの注射を打つことで、牛は乳房炎に罹《かか》りやすくなるため、抗生物質などの薬剤投与も必要になります。

遺伝子組み換え牛ソマトトロピン牛乳は、脱脂粉乳や液体ミルクに加工されて輸入されているため、日本の消費者にはわからないことがほとんどです。

日本は、１９９５年に乳製品貿易に関して「カレント・アクセス（バター・脱脂粉乳などの１年の輸入枠を生乳換算で13・７万トンとすること）」を取り決めしてしまいました。この取り決めによって輸入を拒否することが出来ない状況となり、日本の酪農家に余った牛乳を捨てさせてまで、輸入することになっているのです。

海外の赤ちゃんの粉ミルクは、遺伝子組み換え飼料を食べた牛乳を使わないものが増えていますが、日本の赤ちゃんのミルクでは、すべての製品で遺伝子組み換えの原料が使われています。

母乳で育った赤ちゃんと粉ミルクで育った赤ちゃんでは、その差がすぐには分かりませんが、還暦を過ぎてからはっきりと現れてくるかもしれません。

いずれにしても赤ちゃんにとって、母乳育児は何よりも大切なことです。

大人が牛乳を飲むことの是非については、様々な議論がなされています。

哺乳類の動物たちは、乳児の間は母乳が必要です。乳児にとっての完全食だからです。でも、離乳後にも継続して乳を欲しがる生き物は、人間だけです。野生のライオンの成獣が、雌ライオンの母乳を飲む姿などは決して見ることがありません。

この理由については、議論ではなく、自分自身が牛乳を飲んで判断すべきだと思います。

日本では、製法は現代とは違いますが、奈良時代から平安時代にかけて、牛の乳が滋養強壮剤として使われていました。

8代将軍徳川吉宗の時代に牛の繁殖が確立され、11代将軍徳川家斉の時代には、労咳《ろうがい》（肺結核）の薬とされていました。この頃に、牛乳を飲む習慣が定着していったようです。

英国の地質学者であるジェーン・プラント博士は、42歳の時に乳がんを発症。手術、放射線治療、抗がん剤治療を行いながらも、4回もがんの転移を繰り返しました。

このままでは危ないと感じた博士は、乳がんについて自ら徹底的に調べました。博士は、様々な論文を読んだ結果、自分の乳がんは、あらゆる乳製品を断つことで転移と再発を防ぐことが出来るという結論に達しました。乳製品に含まれるエストロゲンやインスリン様成長因子1を始めとする多くのホルモンが、乳がん細胞の増殖に関わっている可能性が示唆されたからです。特に搾乳《さくにゅう》の工業化に伴い、妊娠牛からの搾乳も多く、その場合には牛乳中のホルモン濃度が一気に数十倍に上昇します。

博士は、直ちにすべての乳製品を断ちました。その結果、博士の場合においては、乳がんは完治しています。

プラント博士の体験が公表された時、多くの批判が殺到したそうです。でも、現在までに、乳製品が女性と男性の生殖器の疾患のリスクを増加させるとする報告が、いくつも発表されています。

しかしながら、がんの原因は、乳製品だけではなく、ミネラル不足や腸内細菌の乱れ、脂肪酸のバランス異常、添加物や農薬、ホルモン剤を多用する肉、化粧品や日用品に含有する化学成分、生活習慣などが複合していると思います。

日本だけ、乳がんの発症率が、最近の20年間だけを見ても2倍以上という、異常な増加率を示しています。まずは食の健全化から、変えることが出来ると思います。

一般的に体に良いとされている牛乳には、いくつかの厳しい条件があります。

1　生乳（特別牛乳）であること

2　少量の摂取であること

3　愛情を込めて飼育されている牛から搾乳されたものであること

これにはとても厳しい国の基準があり、日本ではたった4か所でしか許可されていません。しかも搾りたての無殺菌の完全生乳を提供しているところは、たった1か所しかありません。私も飲ませていただきましたが、市販の牛乳とは全く違うものです。

昭和天皇は生乳がお好きで、ある植樹祭の時に県の職員が差し出した通常の牛乳を少しお口にされたのですが「これは飲めない」とおっしゃったという話があります。

ちなみに天皇家の御料《ごりょう》牧場の牛たちは、一日2回全身を洗われ、清潔に大切に飼育されています。

無殺菌の完全生乳と市販の殺菌牛乳は、伝統食と現代食の象徴のようです。

現在の乳製品で浄化食と呼べるものに、ギーがあります。昔は、醍醐《だいご》と呼ばれる、牛乳を精製した高価で最上級の食材があったそうです。今ではその製法は失われ、醍醐味という言葉だけが残されています。

清涼飲料水　甘さの中に危険が潜む

清涼飲料水を飲む３８５０人の脳をＭＲＩで検査した結果、１日１杯以上飲む摂取量の多い人は、脳全体の容積が減少していることが確認されました。それによって脳の機能が落ち、特に記憶力が低下します。

ＷＨＯが２０１５年に発表した砂糖摂取のガイドラインでは、１日25ｇ以内を推奨しています。これは角砂糖７個以下に相当します。

砂糖の過剰摂取は、食後高血糖となり、肥満、糖尿病、心臓血管系の疾患のリスクも上昇します。

甘い清涼飲料水を２～３歳の子供が飲むと、染色体のテロメアが短くなることがカリフォルニア大学サンフランシスコ校の研究で判明しました。テロメアは、染色体の末端を保護する役割をもつ、健康寿命に関係するとても大切な部分です。テロメアが短くなると、細胞の老化が早まります。

清涼飲料水によく含まれるのは、果糖ブドウ糖液糖です。果糖は、ぶどう糖に比べて８～10倍のＡＧＥｓ（終末糖化産物）を発生させるとされています。ＡＧＥｓとは、体内に蓄積された過剰な糖分とタンパク質が結合してできる老化促進物質です。ＡＧＥｓが体内に増えると老化が進みやすくなるといわれており、この現象を「糖化」といいます。

清涼飲料水を一日に１～２回摂取した人では、摂取しなかった人に比べて、糖尿病のリスクが26％増加、心血管疾患のリスクが35％増加、脳卒中のリスクが16％増加されるとの研究報告があります。

高いお金を出して添加物だらけの飲み物を購入するのか、自分で飲み物を作るのかは、個人の自由に委ねられることになります。

アルコール飲料　惟神の道を歩む人の足枷

現在、世界の年間アルコール消費量は急増しています。

世界的には規制の強化が始まっていますが、日本では「飲み放題」も一般的で、テレビでも飲酒シーンが普通に放映され、アルコール天国ともいえる状態です。

飲酒は、瞑想の妨げになり、霊的感覚を麻痺させ、神との霊交を妨げます。日常的な飲酒の習慣は、心清らかな生活を妨げてしまいます。飲酒に関連する健康被害、事件事故、暴力行為などの社会問題は、キリがないほどあります。

仏教では出家の際に守るべき戒律の一つ「不飲酒戒《ふおんじゅかい》」とし、禅では「葷酒山門《くんしゅさんもん》に入《い》るを許さず」といって禅寺に酒を持ち込むことは厳禁としています。

瞑想は意識を明瞭に精妙に、そして高い波長に合わせていくものですが、アルコール飲料は意識を混濁させ、粗雑に、そして低い波長にもっていく力を持っています。この力は、瞑想の作用とは真逆に働いてしまいます。

アルコールは、前述したとおり自我を司る心の霊的組織アハンカーラに影響を及ぼす力を持っているのです。**過度のアルコールは、自我の制御を乱します。**アハンカーラの影響は、即座に血液組織にも伝達されるので、自我の増幅がただちに全身に影響を及ぼすことになります。

また、心の柔軟性も硬くなりますが、同時に、細胞膜の柔軟性も硬くしてしまいます。そうなれば、新しいものを取り入れて古いものを排泄する機能が滞ることになります。

酒の過剰摂取によって、脳の正常かつ清浄な機能は阻害され、暴力傾向は増大し、性欲などの欲望も煽《あお》られます。

多くの犯罪の陰には、飲酒が少なからず影響しています。

英国ケンブリッジ大学の研究では、アルコール摂取によって遺伝子の損傷リスクが高まることが判明しています。

中国・中南大学の研究者たちは、先天性心疾患のある赤ちゃん4万1747人と、先天性心疾患のない赤ちゃん29万7587人を対象にした、55の研究報告をメタ解析しています。中南大学は、中国中央政府直轄管理の中国の名門大学です。

結果は、妊娠前後3ヵ月間に飲酒した母親・父親の赤ちゃんは、飲酒しなかった母親・父親の赤ちゃんと比較して、赤ちゃんの先天性心疾患の発症リスクが母親・父親のどちらの飲酒でも有意に高くなることが確認されました。特に、大量の飲酒（1日5杯以上の飲酒）の父親では、摂取しなかった父親に比べ、赤ちゃんの先天性心疾患のリスクが52％高いことが確認されました。

がんの発症リスク増加についても、多くの研究があります。英国のがん研究所では、アルコール飲料との関係が医学的に証明されているがんとして、口腔がん、咽頭がん、食道がん、乳がん、肝臓がん、大腸がんをリストに入れています。

この他のがんでも、アルコールが広い範囲での臓器特異性発がん物質の発がん性を高める補助的な役割をすることが、多くの研究データから示唆されています。

妊娠中にお酒を飲むことは、生まれてくる赤ちゃんの発育に様々な危険な影響があるとされています。例えば、ドイツのフリードリヒ・アレクサンダー大学の研究では、妊娠中の飲酒は、生まれてくる子供の認知機能の低下と関係し、ＡＤＨＤ関連行動と飲酒量の間に正の相関関係が確認されました。

日常的な飲酒は、惟神の道を歩む人にとっては、足枷《あしかせ》のようなものになります。

聖者たちは、**「真我を悟るためには、まずこの足枷が人を幸せに導くという誤った妄想に気づき、克服しなければならない」**と説いています。

世界3大叙事詩の1つである「マハーバーラタ」で描かれているクルクシェートラの戦いにおいて、聖クリシュナは、ヤーダヴァ族の英雄でした。志の高いヤーダヴァ族はクリシュナと共に戦いました。クリシュナは、この誇り高きヤーダヴァ族の人々に、清浄なものだけを飲食するように説いていました。

ところが、聖クリシュナが地上から去った後、ヤーダヴァ族では祭日に肉を食べ、酒を飲むようになりました。やがて不浄な食物を食べる習慣は拡がっていき、ヤーダヴァ族の崇高だった精神性は衰退していきました。そして、部族内で殺し合いをする事態へと発展し、一族全体の滅亡を招いてしまったのです。

日本にも「平家を滅ぼすは平家」ということわざがあります。

平家一族は、権力を手にした途端に驕《おご》り高ぶり、贅沢な食生活を始めてしまいます。そのために心も身体も弱体化し、堕落の末に滅びたことから、自分自身を律する戒めになった言葉です。

昭和天皇は、御生涯で一度だけ、酔っ払いを目撃なさったことがあります。

ある御内宴《ごないえん》の際に、侍医《じい》の一人が泥酔して歩けなくなり、侍従詰所で大いびきをかきながら眠ってしまったことがありました。

そこへ陛下がたまたまお立寄りになり、泥酔した侍医を見て、「病気なのではないか」と心配されました。

傍にいた侍従が「陛下、これは酔っ払いでございます。酔いが覚めれば元に戻ります」とご説明申し上げると、陛下は「そうか、酒に酔うとこんな風になるのか」と大変驚かれたそうです。

酒の一杯は健康のため、二杯は快楽のため、三杯は放縦《ほうじゅう》のため、四杯は狂気のため。
（スキタイ族、アナカルシスの言葉）

多用されるレトルト食品と冷凍食品

カレーもパスタソースも中華丼の具も、いまやレトルト食品は大活躍です。

昔は、お袋の味といえば、母の手作り料理でしたが、現代のお袋はレトルト袋になってしまったようです。

レトルト食品は、温めるだけで完成する超お手軽食品です。もともとは米軍の携行食用に開発されたものです。缶詰は重くて持ち運びが大変で、開ける手間もかかりますが、レトルト食品はそれらの問題をすべて解決してくれる画期的なものだったのです。

でも当初、レトルト食品は、家庭用としては普及しませんでした。加熱時に発生するレトルト臭が食品に移ってしまい、臭かったからです。

ところが、カレーだと食品自体の匂いが強いため、レトルト臭をごまかすことが出来ました。料理の基本は、素材が本来持つ魅力を引き出すことですが、レトルトでは素材の食感や味や香りなどの魅力は失われるので、いかに全体的にうまく味付けをするかがポイントになってしまっています。

レトルト食品の防腐対策の基本は、１２０℃で30～60分の加熱です。これで賞味期限が一気に長くなります。これはボツリヌス菌対策です。１００℃だと6時間以上かかってしまうので高温にします。

でも、高温にすることによって、栄養価は激減しています。

さらに、高温加熱によって素材の色が落ちてしまい、香りも消えるため、着色料や香料を入れ、滑らかにするために乳化剤や増粘剤を入れ、さらに味を調えるために、化学調味料を大量投与します。

そのうえから、さらに追加するエキスの大部分は中国産の白い粉で、その安全性は専門家でも不明とされています。中国産が悪いというのではなく、検査体制が緩すぎて、管理も杜撰《ずさん》だというのが現実なのです。

レトルト食品については、災害用非常食や、山などに行くときの携行食として役立てるのが良いのではないかと思います。

冷凍食品は、本来は低温保存で雑菌の活動が抑えられるので、長期保存が可能となります。

でも、保存料を始めとする食品添加物がごっそりと入っています。

冷凍食品に多く含まれているものに、「加工でんぷん」があります。これは、天然のでんぷんではなく、化学物質の酸化プロピレンとブドウ糖を結合して作ります。酸化プロピレンは、キッチンスポンジの原料と同じです。

発がん性があり、ＥＵでは使用制限されている11種類の物質の総称です。

詳しい毒性は不明で、検査がとても難しいため、行われていないのが現状ですが、加工でんぷんの研究者は、食べてはいけないものだと訴えています。

消費者の意識が問われる食品添加物

食品には、食品に関する情報を提示するラベルが貼られています。購入者が正しい判断ができるように正しい情報を記載することが、食品表示法によって義務付けられているのです。

食品ラベルの内容には、記載が義務づけられた義務表示と、自由に記載出来る任意表示があります。

義務化されている主な表示内容は、名称、原材料名、内容量、賞味期限、保存方法、製造者、栄養成分表示、容器包装の識別表示です。

原材料名は、使用量の多い順に表示されています。一番多い原材料は、原産地または製造地を表示する義務があります。

食品ラベルに列記された原材料の中で、**「/（スラッシュ）」の後に記載されているものが食品添加物です。**添加物も、使用量の多い順に記載されています。

いまやどの製品を見ても、添加物だらけです。有毒であっても、見た目が良くて味が美味しく感じられるものを、消費者が好むからです。

最近は、次々と新製品が発売されますが、そのほとんどは添加物の配合を変えただけものです。

２０２０年7月以降は、添加物から「人工」という字が削除されました。

２０２３年4月からは、大豆やトウモロコシなどの「遺伝子組み換えではない」という表示が、多くの商品で出来なくなりました。

さらに「国内製造」という表記が増えましたが、これは国産ではなく輸入したものであっても国内の工場で加工すると「国内製造」と表記できるという、出所を隠すための工夫です。

２０２４年4月からは「無添加」という表示にも規制が始まりました。「添加物に対する消費者の不安を煽る」というのが理由だそうです。

こういったことによって、日本では巧妙に添加物を隠せるようになりました。

ＥＵ諸国は、少しでも危険性がある添加物は使わないと言う方針であるのに対して、日本は、明らかに危険だという証拠が出るまでは出来るだけ使い続けるという方針です。

食品は、消費者にわからなければ何でもありという状態になってきました。

近年の原材料の高騰《こうとう》を受けて、さらなるコスト削減や原材料の配分、加工方法の変更などの企業努力が行われ、新たな偽食品が誕生しています。

コンビニのパスタやファーストフード店の卵を使った料理などは、偽物の卵も使われています。見た目は本物そっくりで区別がつきませんが、本物の半熟卵は食中毒リスクがあるため使われません。外国産の本物の卵を液卵として使う場合もありますが、輸送途中で腐敗しないように防腐剤が混ぜられます。

牛脂注入肉などは、硬い赤身肉に脂や調味料などの添加物を注入します。見た目も良く、味も美味しく感じさせています。お惣菜《そうざい》のねぎとろも同じように作られます。

普段から添加物入りが当たり前の生活では、全く気が付かないことも多くなっているかもしれません。

コーヒー缶に無香料と書いてあるのを見てはじめて、今まで飲んでいたコーヒーに香料が入っていたことに気がつき、コンビニのおにぎりに新米のシールが貼られていてはじめて、他のおにぎりが古米だったことに気がつく……。そのくらい麻痺してしまっているのです。

「身から出た錆《さび》」という言葉があります。

身とは刀身《とうしん》のことです。日本刀も手入れを怠れば、錆が発生します。それをそのまま放置していれば、やがて刀身全体が腐食してしまうという教訓です。人の身体も同じことです。普段の手入れがとても重要なのです。

添加物は業者の問題だけでは無いのではないでしょうか。

例えば、１本５００円の添加物がたくさん入った明太子と、１本１０００円の無添加の明太子があるとします。

現実には、見た目が綺麗で安い添加物入りの明太子の方が、圧倒的に売れるのです。

また、１本１２００円の有名店の添加物だらけの明太子と、１本１０００円の無名店の無添加の明太子ではどうでしょうか？

やはり、有名店の添加物入りの食品の方が圧倒的に売れるのです。

これは、消費者側の意識の問題も大きいと思います。消費者が見た目や価格、添加物の食感や長い賞味期限、知名度などで選ぶのであれば、日本の伝統を守り素材を大切にする良心的な作り手は、どんどん廃業に追い込まれていってしまうでしょう。

本物の素材だけを使った、伝統製法による本物の味をサポートするのは、消費者です。添加物だらけの食品をお腹いっぱい食べるよりも、本物を腹八分でゆったり味わいながら食べる方が、どれほど良いことがあるでしょうか。

ただ、今の社会では、誰でもがいきなり無添加物での生活が出来るわけではありません。特に都会では、添加物無しの素材が年々減少しています。

でも、**そもそも主食であるご飯とお味噌汁、糠漬け（自家製）、お味噌など、基本形はすべて無添加なのです**から、大半を無添加生活にすることは十分可能です。

次のようなことを意識しながら、自分の出来る範囲で、添加物を減らしていくことが最も実践的です。

1　商品の裏面の原材料表示をよく見る習慣をつける
2　添加物の最低限の知識を持つ
3　出来る範囲で添加物を避ける
4　安い外食や加工食品を減らす
5　調味料だけは本物だけを選ぶ
6　自分で作れるものは作る
7　体の細胞が喜ぶ食事をする

出来るだけ避けたい添加物

添加物は、とても多くあります。
その中でも、健康のために出来るだけ避けたいものを記しておきます。

●人工甘味料（アスパルテームやアセスルファムKなど）

鬱やがん、その他の体調不良、頭痛の原因の可能性が指摘されています。

●亜硝酸ナトリウム（発がん物質として海外では規制）

ワインに酸化防止剤として入っており、毒性がかなり強いことが知られています。フランス政府は2009年に、赤ワインをあまり飲まないようにとの公式声明も出しています。フランス国立がんセンターが、赤ワインでがんが168％増加するという報告を出しています。特に食道がん、乳がんは要注意となります。

この物質は、胃の内でニトロソアミンという成分に変換されます。ニトロソアミンという成分は、動物でがんの原因となることが明らかにされました。また、まれにアレルギー反応を引き起こすこともあります。

●タール色素

石油から作る合成着色料で、人体内で分解されにくいのが特徴です。過去には24種類の使用が許可されていました。しかしその後、毒性が指摘されたことにより現在では11

種類に制限されています。海外では禁止のものが日本では使われています。

カラメル色素は、日本ではあらゆる食品に多用されています。危険度に応じた分類がありますが、日本では表示義務はなく、どれだけ危険なものが使われているのか、消費者がわからない状況です。

●安息香酸ナトリウム

ビタミンCと一緒に取ると、発がん物質に変化すると言われています。清涼飲料水や栄養ドリンク、シロップなどによく入っていますが、発がんリスク上昇の可能性があります。

ラットの実験では、５％の安息香酸ナトリウムを添加した食事を食べたラットが、２週間で全滅した報告があります。細菌を破壊する目的で添加していますが、量によっては同時に腸内細菌も破壊します。

●ソルビン酸カリウム（合成保存料）

染色体異常や過敏症のリスクがあります。肝臓や腎臓にもゆっくりとダメージを与えることがあります。動物実験では、精巣が小さくなりました。

●防カビ剤

輸入した柑橘系に多く使われる毒物です。ＯＰＰ（オルトフェニルフェノール）には発がん性があり、ＴＢＺ（チアベンダゾール）には催奇形性《さいきけいせい》があります。国民の健康を犠牲にして政府が使用許可しています。

●臭素酸カリウム（パン生地改良剤）

発がんリスクが指摘され、一度使用禁止となったものの、便利なため復活しました。

●増粘多糖類カラギーナン

天然の海藻ですが、毒性は低いものの発がん性が指摘され、欧米では禁止されています。

●ＢＨＴ・ＢＨＡ（酸化防止剤）

発がん性、奇形、行動異常、学習障害が指摘されています。

● 次亜塩素酸ナトリウム

キッチンハイターやカビキラーの成分です。スーパーのカット野菜やお鮨、回転ずしのお鮨やチェーン居酒屋の魚介類に使われます。

実際の食品は、これらの添加物が複合して含まれているものが大半です。ただし、複合摂取した場合の安全性は、確認されていないために不明です。

食品ラベルには、表示しなくていいものもあります。

ひとつは「一括名」表示が許される場合です。アミノ酸のＬ－グルタミン酸ナトリウムが使われていても、「調味料（アミノ酸）」という表示でＯＫとなります。

なぜ一括表示にするかというと、表示しきれないからです。コンビニのお弁当やミックスサンドイッチには、数十～百種類ほどの添加物が使われています。それらすべてを正直に表示したら、誰が購入するでしょうか。

また、原材料に含まれる添加物で、最終的に食品に残っていない場合は、「キャリーオーバー」といって、表示しなくてもいいことになっています。

例えば、醤油煎餅《せんべい》の場合、醤油ではなく添加物だらけの醤油風調味料を使っていても表示義務はありません。パンで言えば、酸化防止剤入りのマーガリンを使っていたとしても、パン全体で考えると微量となり、パン自体には酸化防止剤としての効果はないので、表示義務はないのです。

食品の加工の際に使用される加工助剤では、食品完成前に除去される物については表示義務がありません。例えば、オレンジジュースは、塩酸で皮を溶かして、水酸化ナトリウムで中和すれば、手間がかからず簡単に大量生産が出来ますが、成分表示は必要がないのです。塩酸と水酸化ナトリウムに漬けたみかんのジュースを、誰が飲みたいのでしょうか。

さらには、ビタミン類などの栄養強化剤にも表示義務はありません。

ケーキ、和菓子、パン、漬物など、店舗やデパ地下食品、物産展などで、対面でバラ売りや量り売りされているもの、弁当屋さんで作られたお弁当にも表示義務はありません。もちろん、表示されていないからといって、添加物が使われていないわけではありません。

１９６３年、とても泡立ちのよいビールが発売され、たちまち人気商品になりました。ところが、発売から半年経った頃に、心臓の筋肉障害の患者が増え始め、多くの人が亡くなりました。ちょうど森永砒素《ひそ》ミルク中毒で、死者１３０人、被害者１万２千人を超えた事件の数年後の話です。

原因は、泡立ちをよくするための添加物であるコバルト塩でした。

でも、事前に実施された動物を使った毒性実験では、生体に毒性はありませんでした。事件後の検証を重ねた結果、コバルト塩は人体には無害であるものの、アルコールと共に摂取すると心筋症に繋がることが判明しました。また、購入者の健康状態が悪ければ、添加物による被害が大きくなることも判明しました。

この事件から、健康な動物が使われる動物実験の結果だけでは、人の安全性はわからないということ、そして添加物の組み合わせには危険が生じる可能性があることがわかりました。

でも、この事件の教訓はいまだに無視され続け、何の対策も取られていません。それどころか、今もなお、次々と添加物は増え続けています。添加物を多用することによって、大企業が儲かるからです。

最近どんどん出てくる新製品は、添加物の種類や量を変えて組み合わせ、目新しい味や触感を引き出しているものが増えています。それに飛びつく消費者がとても多いのです。

添加物は、加熱すると別の物質に変わることがわかっていますが、これに関しての毒性実験も行われないままです。利益を損ねる可能性のある実験は、誰もやらないのです。

もう一度、人工甘味料を例にして具体的に見ておきましょう。

健康に悪い「甘味成分」は、食品業界にとっては「夢の食材」です。

人工甘味料の代表的なものは、アスパルテーム、アセスルファムK、ネオテーム、スクラロース、サッカリン、アドバンテームなどがあります。

アセスルファムKは製造過程で発がん物質を使用していますし、スクラロースは農薬から作られたものです。

アスパルテームについては、アスパルテーム製造企業からの研究費で作られた74論文すべてが、「アスパルテームは安全である」と結論づけています。ところが、製造企業から資金提供を受けていない研究機関の90論文のうち83論文が、「アスパルテームは致命的な健康被害をもたらす危険性がある」と結論づけているのです。

専門家たちは、アスパルテームは天然に存在していなかった化学物質であり、体内に取り入れたら、すべてを分解することができずに、一部がそのまま体内に残り続ける可能性があることを指摘しています。

また、アスパルテームの一部は、分解されてメチルアルコールになることが判明しています。メチルアルコールは飲むと失明する劇薬です。微量とはいえ、体内でどのくらいの影響が在るのかは不明です。

無添加にも、**「完全無添加」「一部無添加」「原材料の添加物表示省略」**などがあります。つまり、「香料・砂糖・食塩無添加」ということは、裏を返せば、それ以外は添加物を使っているかもしれないということ。

野菜ジュースや調味料に「保存料は使用していません」と書いてあっても、保存料と定められている「ソルビン酸」や「安息香酸」を使っていないだけで、それに代わる添加物を使っている場合もあります。

実は、それらよりも効果が弱い「グリシン」「酢酸ナトリウム」を大量に使用すると、保存料を使った場合と同じ効果が期待できます（ＰＨ調整剤と表示されます）。しかも、保存料ではないために、使用料の基準がありません。

「化学調味料無添加」という商品をよく見かけますが、それは化学合成したアミノ酸を使っていないということです。

その代わりに使われているのが、「酵母エキス」や「タンパク加水分解物」などといったものです。

「タンパク加水分解物」は、動物の食用にならない部位や2m以上の大型魚の残骸、大豆やコーンの搾りかすを塩酸で溶かして、水酸化ナトリウムで中和したものです。

「酵母エキス」は、酵母にサトウキビのカスやアンモニア混合物を加えて、ビールを作った際の廃液に入れて、酸を加えて作ります。酵母エキスの慢性的な常用は、慢性カンジダ症候群になる可能性があります。また、腸内細菌叢を乱して、様々な体調不良の原因となります。

驚くべきことにこの2つは食品扱いとされているため、無添加詐欺兄弟とも呼ばれています。

遺伝子組み換え食品とゲノム編集食品

日本は世界一の遺伝子組み換え輸入大国だということをご存じでしょうか。

しかも、遺伝子組み換え品種の認可数も世界一なのです。

輸入している主な遺伝子組み換え作物には、大豆、トウモロコシ、ジャガイモ、アルファルファ、綿、菜種、テンサイ、パパイヤ、カラシナなどがあります。

主な遺伝子組み換え作物は、除草剤ラウンドアップに耐性があるため、多量の除草剤を使えます。さらには、作物自体が毒となり虫を寄せ付けないものもあります。

これらはすべて、企業のお金儲けの都合で作られています。

遺伝子組み換え作物の安全性に関する研究では、腸粘膜が損傷し、免疫システムを撹乱《かくらん》し、生殖や出産、肝臓や腎臓への悪影響、発がん性リスクの上昇などが報告されています。

大量に使える除草剤の影響については、神経症状やがん、腸粘膜損傷などの報告があります。そのため、日本以外の多くの国では禁止されているのですが、そもそも最も怖い除草剤が、農薬登録の取得も無く、ホームセンターで販売されているのは異常です。

このような、体の内部から細胞を蝕んでいく可能性のある遺伝子組み換え作物を、望んで食べる人がいないことは明らかなので、これらは消費者に分からない形にして利用されています。そのまま販売されるのではなく、調味料やお菓子や食用油、加工食品などに姿を変えて販売されているのです。

また、現在では家畜の餌のほとんどが、遺伝子組み換え作物です。そのため、お肉を食べることで、間接的に遺伝子組み換え食品を食べていることにもなります。

日本では遺伝子組み換え食品の規制がとても緩く、消費者よりも企業を守る状態になっています。日本の悪しき社会構造が反映されています。

原材料表示には抜け道があります。

油や醤油は、任意表示で良いことになっています。原材料の上位3位以内で全重量の5％以上を満たしていなければ、遺伝子組み換え食品の表示義務はありません。

食品添加物として使用される場合には、表示する必要がありません。食品添加物で遺伝子組み換えが使われやすいのは、でんぷん、アミノ酸、トレハロース、タンパク加水分解物、酵母エキス、乳化剤、醸造アルコール、異性化糖などです。

さらに、最近は「ゲノム編集食材」も増えています。

遺伝子組み換え技術に代わる新たな技術として発展しています。遺伝子を操作すること（ゲノム編集）により、食材となる生物のＤＮＡを意図的に変えることが可能なのです。

家畜や養殖魚などの遺伝子の一部を破壊することによって、食欲をコントロールできなくしたり、動かないようにして肥育させたり、筋肉の成長抑制因子を解除して、体を無理やり大きくするなど、生き物の体を操作してしまう技術です。

例えば、マグロは広い海を活発に泳ぐため、養殖は困難と言われていました。ところが、ゲノム編集で動かないマグロを作り出し、ただ餌を食べて動かず太らせるようにすることで、養殖が可能となったのです。

動かないので、脂分が増えて美味しいと評判なのですが、生物として明らかに異常な状態を作り出しています。そのような生物の波動を、食品として取り入れていたら、どのようなエネルギー状態になるのかということについては、まったく考慮されていません。

この技術には未熟な面があり、何十億あるＤＮＡ配列を完全に正確に切断するのは難しく、狙った遺伝子と類似した遺伝子を破壊することもあります。

ゲノム編集食材は、日本では野放し状態になっています。

食品としての安全性は不明ですが、食品衛生法の対象外であり、表示義務も無く、消費者にはわからないように提供されています。

さらに、ゲノム編集された生物が野外に逃げた場合の、未来の生態系の異常については、一切考慮されていません。

また、人体に有害であるカドミウムの蓄積を低減させるという目的で、放射線を照射して、突然変異を誘発することにより特定の遺伝子を改変させた「重イオンビーム米」という米が作られはじめています。

自然界には存在しないはずの米で、安全性は不明です。不自然なことは明らかです。

日本政府は、日本の主要品種を重イオンビーム米に変えていく方針を打ち出しています。また、農林水産省は、２０１８年に重イオンビーム品種「コシヒカリ環１号」とその後代交配種数十種を日本の主要な品種にする指針を発表して、都道府県に導入を推奨しています。

秋田県は、県産米の大部分を占める「あきたこまち」を「コシヒカリ環１号」と「あきたこまち」の交配品種である「あきたこまちＲ」へ、すべて変えていく意向を示しています。

かなり近い将来、秋田県で生産されるお米の多くが、放射線米に変わっていくようです。消費者は、どこまで放射線米を受け入れるのでしょうか。

オーストラリアの企業は、マンモス肉のミートボールを開発しています。これは、マンモスのＤＮＡ配列を利用して、その隙間をアフリカゾウのＤＮＡ配列を使って埋めることで合成した遺伝子を、羊の筋肉細胞に注入して実験室で培養したものです。

安全性は不明のため、開発者たちも試食していません。

でも、この企業が製造したウズラの培養肉は、培養肉を承認しているシンガポールで販売が始まります。

そこまでして培養肉を食べる必要があるのかどうか、よく考えてみるべきです。

農薬と化学肥料に依存する日本

近年の野菜は、昔の野菜と比べて、栄養価が極端に低いものが多くなっています。

その要因の一つが、農薬と化学肥料による土壌の劣化とも指摘されています。

日本は、農業における化学肥料の依存度が極めて高い国です。

驚くことに、日本の農業肥料の99・4%が化学肥料となっています。それによって土壌のミネラルや微生物の減少がみられ、そのことが収穫する野菜のミネラルやビタミンなどの栄養素の減少に影響しているのです。

ある調査によると、１９５０年代のりんごのビタミンＣは４００㎎、現代のりんごのビタミンＣは４㎎、実に１００分の１になってしまっています。

ちなみに、環境ワーキンググループ（ＥＷＧ）が毎年公表している農作物残留農薬ランキングのワースト１は、いつもりんごです。

白雪姫は毒を塗ったりんごを食べさせられましたが、現代人も同じことを自らにしているのです。

昔の桃のビタミンＡは、現代の26倍、昔のオレンジのビタミンＡは、現代の21倍。昔の玉ねぎやジャガイモにはしっかりと含まれていたビタミンＡは、現代ではほとんど含まれなくなりました。

多くの野菜の必須ミネラルの含有量も激減しています。

現代の農業では、作物の栄養価よりも、生産量が重要視されます。より大量に、より速い成長を、品種改良や薬物で促進させます。

そしてそのために、さらに多くの農薬と化学肥料を使うという悪循環が起こっているのです。

このような土を育てない農業では、土壌の劣化が進行し、作物の栄養価はますます無くなっていきます。

野菜中心の食生活をしている人にとっては、死活問題です。実際に、菜食だけの生活で栄養が足りなくなる事例は、とても多くあります。

国連食糧農業機関は、世界の土壌の25%を「著しく劣化」と評価し、将来の食糧不足の深刻化を警告しています。

土壌の劣化が最も激しい地域は、世界ほぼ全域に及んでいますが、中でも、中国環境保護部発表は、中国国内にある3億9千万ヘクタールの草原の90%で劣化が急速に進行しており、国土の27・5%で砂漠化が進行しているとしています。

化学肥料の使用量は、作付面積1ヘクタール当たり、ロシアで12kg、米国で110kg、日本は270kg以上と、世界でも突出して高い状態になっています。

日本は農薬使用量もとても多く、世界一です。作物に残留する農薬も世界トップクラスです。

現在世界各国で農薬の基準が厳しくなってきていますが、日本政府は最近になって、農薬の食品残留基準を大幅に緩和してしまいました。さらに、有害性がとても高いと指摘されている除草剤も、政府が残留基準値を大幅に緩和し、積極的に推奨しているというのが、今の日本の現状です。

残留した農薬や除草剤の影響は、次の世代にまで影響することも判明しているにもかかわらず、なぜそんな判断をするのか理解に苦しみます。

特にやっかいなのが、ネオニコチノイド系農薬です。

これは植物体内にくまなく浸透して、洗っても農薬が落ちません。最近では人に有害性が高く、特に子供の脳神経系に強い悪影響があるということで、日本以外の国では規制されています。

例えば、ネオニコチノイド系農薬アセタミプリドの残留基準は、イチゴの場合、日本は３ppm、EUは0・05ppmです。茶葉の場合、日本は30ppm、EUは0・05ppmです。他のすべての作物でも日本の基準だけが異常なのです。

ＥＵの旅行パンフレットには、「日本の野菜は農薬だらけなので、出来るだけ野菜を食べないように」との注意書きがあるものも、見られるようになりました。

私の知っている農家さんも、自分たちが食べるものを植えているところにだけ、農薬を撒《ま》かない人がいました。「毒撒いたもんばかり食べたら病気になるでな」と言っていました。

実際のところ、農薬の成分が環境の中でどこにどのくらいの影響を与え、どう作用するのかはわかりません。わからないまま製造され、撒かれているのです。ただ、少なくとも明らかに有害であることは、誰もが理解しているはずです。

農薬によって鬱状態が誘発されることが、20年以上におよぶ科学的調査で明らかになっています。

実はこれは、50年以上前から指摘されていたことです。農薬を撒いた農場の周囲の鳥たちがあまり鳴かなくなるということも、ずっと昔から言われていました。

スーパーに売られている商品には、様々なコード番号のシールが貼られています。その中で、ばら売りのフルーツにＰＬＵコードという物が貼られています。ＰＬＵコードを見ると、農薬が使用されているかどうかがわかるので、覚えておくとよいでしょう。農薬使用の場合は４ケタです。最初の数字が９で始まる５桁の数字の場合は、オーガニック作物です。ＰＬＵコードは表示義務はないため、貼られていないお店もあります。

また、有機認証マークもとても参考になります。

日本では有機ＪＡＳ認証マークが有名です。農薬や化学肥料などの化学物質に頼らないことを基本として、自然界の力で生産された食品に付けられています。

日本の有機認証と同じ水準の認証がある主な国には、フランス、イタリア、ドイツ、英国、スイス、米国、オーストラリア、アルゼンチンなどがあります。

ＵＳＤＡオーガニックは、アメリカ農務省による認定品で、３年以上化学農薬と化学肥料を使っていないものです。遺伝子組み換えも認められていません。

エコサートは、世界20カ国以上に認証機関を持つ世界最大の国際有機認定機関です。５年以上化学農薬と化学肥料を使っていないもので、毎年土壌検査や残留農薬検査が行われます。

デンマークの研究チームが、有機食品と精子の関連を調査した結果が、権威ある医学誌「Lancet」に掲載されています。

その結果、有機食品を食べている人たちの精子はほぼ正常で、食べていない人たちの2倍の量でした。別の研究でも同様の結果が報告されています。食事の25％を有機食品にした人たちの精子が、良質になったという報告もあります。

一方、日本の研究では、日常的にカップ麺とハンバーガー、清涼飲料水を飲食している平均21歳の若者60人の精子を検査したところ、正常な精子を保有していたのは2人、異常な精子が認められたのが58人という結果となりました。

食べ物が次世代にまで影響していくことが、はっきりわかる結果です。

インドの伝説に、王家が所有するチャコーラ鳥という鳥がいます。王様の食事に毒が盛られていないかどうかを確認する鳥です。王様の食事の中に身体に有害なものがあると、チャコーラ鳥の眼の色が変化します。鳥の眼の色が清浄であれば、王様は安心して食事ができるのです。

もしもこの鳥が現代社会にいたら、農薬や添加物だらけの料理を前にして、眼の色が変わりっぱなしになることでしょう。

情報過多が生んだ偏食傾向

「いちご」は、ビタミンCではなく、「いちご」です。

今の栄養学には、食材のごく一部の成分だけを取り上げる、栄養素主義が多く見られます。

お母さんが子供に「いちごはビタミンCだから食べなさい」などと言うことがあります。タンパク質を摂りたいから肉類を中心に食べるとか、カルシウムが不足しないように牛乳をたくさん飲むとか、食材の成分のほんの一部だけを強調して、食生活全体を歪めてしまうのが、今の栄養学の現状です。

中途半端な栄養学の知識で、食材にこのような理屈を持ち込み始めると、食材そのものの恩恵を見落としてしまうことになります。難しい理論の一部だけに囚われて、大切なことを見失ってしまうのです。もっと気軽に、もっとシンプルに、今すぐに出来ることからゆっくりと始めればいいのです。

いろいろな情報も役には立ちますが、もっと自分の感覚を大切にしましょう。中心にあるのは情報ではなく、自分自身の感覚なのです。

実際に、昔ながらの食事を実践している人たちは、栄養学など無くても健康な人が多いものです。それは学術的にも証明され始めています。

現代栄養学をしっかりと取り入れてから、なぜか病気になったという人たちも多くいます。

例えば、炭水化物ダイエットが流行した時に、多くの実践者たちの体調が崩れて、死者まで出てしまいました。カロリーゼロ、糖質ゼロなどに翻弄《ほんろう》され、木を見て森を見ずということになってしまうのでしょう。

健康の維持増進に役立つと科学的に証明されたとして、コーラが消費者庁長官の許可を受けた特定保健用食品になってしまうのが日本です。こういったことに盲目的に従ってしまうのは、あまりにも馬鹿げています。

今の情報社会では、お金さえあれば、特定の企業に都合の良いエビデンスを捏造《ねつぞう》して、世論を操作することも事実を歪めることも容易なのです。

偽物の情報でも、一度テレビやインターネット上で話題になれば、本物として信じられてしまいます。このようなことは、現在あらゆる分野で応用されています。

実際にそれを実践し、種明かしをした一例があります。

「私は世界中の人をチョコレートがダイエットに効果的であると騙してみた。その方法はこちら」というドキュメンタリー番組です。

ＩＤＨ（食と健康研究所）という機関が、「チョコレートがダイエットに効果的」という論文を発表しました。この研究結果は、インターネットやテレビなど、あちこちで取り上げられて話題となりました。

そして2ヵ月後、ドイツのテレビ局が、実はこのＩＤＨという研究機関は架空のものであり、その研究結果がまったくの嘘であることを発表したのです。

でも、チョコレートで痩《や》せるという最初の情報はすでに一人歩きを始めていて、チョコレートの売り上げは増加しました。

実はこの一連の騒動は、ドイツのテレビ局によるドキュメンタリー番組で、いかに捏造論文が企業に都合よく利用できるかを調べるためのものでした。

テレビ制作会社がSNSで番組への参加者を募集し、5人の男性と11人の女性を集めました。参加者の年齢は、19歳から67歳までと幅広く選出します。

次に、医師に実験の本当の主旨を話して依頼し、「実験ではチョコレートを食べると効果的にダイエットを行えることが明らかになった」という結論で締めくくれるように調整します。

実験は、3つの群に分けて3週間かけて、きちんとした科学的手法で実施します。ただし、実験や研究から導き出されたデータが、統計学的に有意であるかを評価する「p値」を上手く操作したのです。

p値が0・05未満の場合、データが有効とされます。今回の実験では、実験の主旨に合った項目のp値は0・05以上だったのですが、実験とは関係が薄い項目を含めることで、統計的には有意なp値に改竄《かいざん》操作したのです。

p値の人為的操作まで読める人はまずいません。つまり、こうして作られた実験結果の論文は、有効性としては信頼に足りないものなのですが、論文でほとんどの人が見るのは、結論だけなのです。

その後、20の学術誌に論文を提出すると、複数の学術誌から掲載許可を受けます。その中から一つを選び、掲載費用を支払って、論文が学術雑誌に掲載されました。そして、IDHという架空の機関の公式サイトを作って、プレスリリースを公開。これで、世界中のメディアで話題になり、情報が独り歩きを始めるのです。

通常の多額のお金を出す宣伝広告よりも、はるかに少ない費用で、チョコレートの宣伝は可能なのです。大手メディアが勝手に宣伝に加担してくれて、一度テレビで取り上げられると、さらに、ブログやSNSなどでどんどん拡がっていきます。しかも通常の宣伝と違い、それに否定的な結果を示す論文が出るまでは、ずっと長くこの影響は続きます。

実際に、今までの常識が実は間違っていた、とずっと後になって発覚することは、よくあることです。

企業に肯定的な論文は、業界から資金提供が出やすいので作りやすいのですが、純粋に正当性を求める論文には、資金提供元がないために、論文になりにくいものです。

例えば、遺伝子組み換え食品に関する論文の約95％は、遺伝子組み換え関連企業からの資金提供を受けていることがわかっています。資金提供を受けたスポンサーに有利な結論しか出てこないのは、ある意味においては当たり前のことです。

また、科学雑誌も、編集者によって大きな圧力がかかります。以前、遺伝子組み換え食品ＧＭＯを食べたラットの研究がありました。それらを食べたラットたちが次々とがんになったのです。

でも、この論文は公表されずに撤回されました。

大きな理由の一つは、この学術誌の編集員がＧＭＯ大手のモンサント社の関係者だったということでしょう。大手企業に不利な結果の出る論文は、妨害されることもあるのです。

医療分野では、ＥＢＭ「科学的根拠に基づく医療」が主体になっていますが、同時に

ＥＢＭ「商業主義に基づく医療」でもあるのが現状です。

ＥＢＭのＥは、「エビデンス」でもあり「エコノミー」でもあるのです。

かつて、コレステロールは身体に悪いとか、塩分は身体に悪いとか、過去の実験結果の結論だけが信じられてしまい、一人歩きしてしまった情報は数多くあります。

コレステロールに関しては、企業の利益と合致してしまったため、コレステロールの摂取自体が悪者のようになり、過剰に薬を服用するといった事態になってしまいました。ある高脂血症治療薬などは、年間数千億円もの利益を出したといいます。

ところが最近になって、コレステロールの役割が解明されるにつれて、身体機能に必要なことがわかってきました。また食事の影響は少ないこと、さらにコレステロール値が下がるとがんや認知症の発症率が上がることなどが示唆されて、ようやくコレステロールは悪いという間違った認識が無くなってきたのです（ただし、コレステロールが高めで良いといっても、高脂肪食が良いわけではありません）。

日本脂質栄養学会は、「コレステロール高めが長生き」とのガイドラインをまとめました。ところが、医師会や日本動脈硬化学会はそれに反発しています。

健康診断で、コレステロールの診断基準値を下げたままにしておくと、異常値の人の数が増えるために、薬をより多くの人に処方することとなり膨大な利益に繋がります。

ここでも、患者さん優先なのか利益優先なのか、わからない論争が続いています。

私たちは、こういった話に振り回されることなく、自分自身の身体に耳を傾けることが最も大切です。

あらゆる外界の情報は、利害関係や個人の考え方によって歪んでしまいます。外側からの情報が、送り手側の都合で針小棒大《しんしょうぼうだい》になるのは当たり前のことなのです。

単なる風邪を、恐怖の伝染病に仕立て上げることなど簡単なことです。

情報を頭で鵜呑みにせず、自分自身の心で識別することがとても大切なのだということを、よく理解しておいてください。

食べ物は、良い食材を選び、よく噛んで食べた方がいいのと同様に、心の食べ物のひとつである情報も、良いものを選び、十分に咀嚼することが必要です。

科学技術が発達したことで、あらゆる処理能力が加速し、ネットで瞬時に世界中の情報を共有できるようになりました。そのため多くの人は、自分自身も進化したかのような錯覚に陥っています。

でも、**愛を基調としない技術の進歩は、偽りの進化でしかありません。**今、進化に必要なのは脳より心なのです。

どんなことでも、まず自分の心に聞いてみることが、何より大切です。

食べ物は科学的栄養のみに囚われてはならん。霊の栄養が大切。

（日月神示　富士の巻）

第 5 章

神と共にあるために

食の節制で五感と欲望を制御する

あるヨーガの経典では、食事は固形食が胃の半分、液体食が4分の1、残りの4分の1は空けておくようにと指示されています。

これは、ここまでに何度か述べてきた、日本の腹八分目と似ています。

食事を節制することなくヨーガを実践するのであれば、何の利益ももたらさないだけでなく、様々な病を患うであろう。

（ゲーランダ・サンヒター第5章16節）

比丘たちよ、諸々の飲食は、薬を服用するかのように摂るようにせよ。良いものであっても悪いものであっても、頓着や嫌悪の思いを起こさぬように。わずかに得たもので身体を維持し、飢えと渇きを除け。

（仏遺教経）

腹八分に医者いらず。腹十二分に医者足らず。

（日本のことわざ）

Light suppers make long life.（少なめの夕食は長寿の源）

（英語のことわざ）

現代人の生活では、仕事などに追われ、お腹が空いたら食べると言うよりも、時間が来たら食べるというスタイルになっています。そして、物質的な物を食べなければ身体が弱ってしまうという、誤った観念が定着しています。

さらに、食べ物が簡単に入手できる環境にいるため、不必要なほどに食べてしまう飽食傾向に陥りがちです。また、調理が容易な加熱済みの食材が多いことから、噛む回数も減り、過食にもなりがちです。火食は、過食に繋がっているのです。

こうして、腹八分目からはほど遠くなり、過食によって身体に大きな負担をかけてしまっていることに、多くの人が気づいていません。

過食になると、身体はどうなるのでしょうか。

消化不良、腸内での消化物の腐敗、アミン類の増加、活性酸素の過剰発生、免疫機能の低下、微小循環機能の低下、心の鈍重化、欲望の制御不可など、良いことがまったくありません。体内の貴重な酵素が消化ばかりに浪費してしまい、代謝が不十分となってしまうのです。

過食は、少食や定期的な断食によって補正されていきます。胃が小さくなると、消化吸収の効率も良くなり、体が軽く感じられて、頭も明晰さが増します。

少し昔は、健康になるためには薬が必要だと考えられていました。その後、薬の有害性が大きな問題となり、投薬の一部がサプリメントなどに変えられていきました。薬やサプリメントには、一つにつき平均8種類、最高32種類の添加物が含有されています。現在では、健全な食や断食と適切な運動へと、健康になるための概念が変わりつつあります。

1464年生まれのイタリアの貴族ルイジ・コルナロ氏は、若い頃に暴飲暴食を繰り返し、30代の頃には体のあちこちに不調が始まり、40代で様々な病気が悪化していき、生死を彷徨《さまよ》う状態となりました。

45歳の時、コルナロ氏は信頼していた医師から食べ過ぎを警告されます。そして、食の節制を指示されたのです。

コルナロ氏は、病気が治ることを目指して、厳しい食事制限を開始します。すると、極少食にして間もなく、身体の不調が少しずつ消えていくことに気が付きました。そして、たった1年のうちにすべての不調と病気が改善されたのです。

その後も、食事の量が多いと身体の不調が表われることを実感して、節度のある食生活を送り、当時としては異例の長寿である102歳まで元気に生きました。


「食が運命を左右する」と断言したのが、江戸時代の著名な観相家・水野南北です。

南北は幼い頃に両親を亡くし、叔父に引き取られたものの、お金欲しさに悪行三昧を繰り返し、二十歳で牢獄行きになってしまいます。

出所後に、天満橋にいた易者に人相を観てもらったところ、死相が出ていて剣によって殺されるだろうと指摘されました。身の覚えがありすぎるほどの悪行三昧だった南北は、易者にその難から逃れる方法を聞いたところ、「出家して僧になりなさい」との助言を得ました。

南北は早速禅寺へ行き、「ここで修行させてほしい」と頼むのですが、禅師から「ここでの修業はとても厳しい。お前が一年間麦と大豆だけの粗末な食事で通したら、またここへ来なさい」と告げられたのでした。

一年後、南北は偶然あの天満橋の易者と出会います。易者は南北の顔から死相が消えているのを見て大層驚き、南北が何かよほどの善行を積んだに違いないと思い、何をしたのか聞いてみます。すると、南北は「一年間粗食をしただけだ」と言います。

易者は納得して、「食を節したことがお前の運命を変えたのだ」と指摘します。

その後、南北は雲水（諸国を修行して歩く僧）として修行を続けながら諸国を遍歴し、人の人相の勉強を必死に続け、十年後ついに観相家・水野南北としての仕事を開始します。ところが、観相は全く上手くいかず、外れることばかりでした。

これに悩んだ南北は、伊勢の神宮外宮の豊受大神宮で40日間の断食修行を行い、最終日満願の日に**「人の命運は食にあり」**との神示が下りてきました。

その後、観相の時には食生活について詳細に聴いて運命鑑定を行うようになったところ、南北の観相は百発百中、万に一失無しと言われるほどの驚異的な的中率になり、観相の大家となりました。

南北は、観相家としての多くの経験から「運命と食の法則」をまとめています。

- 食事の量を節制する者は、人相が不吉でも、吉に転ずる。
- 過食を続ける者は、人相が吉でも、生涯に渡り心労絶えず、晩年は凶に転ずる。
- 身の程以上の美食をする者は、一生涯苦労が絶えない。
- 質素な食で満足する者は、人相が貧相であっても長寿で、善い晩年をおくる。
- 不規則な食生活の者は、吉から凶へ転ずる。
- 酒肉を多く食する者は、生涯凶となる。
- 大願成就を願うならば、美食を慎み、食を徹底して節することで成し遂げられる。
- 食を節して、他人に施す者は、最高の布施を行うこととなる。

　人知れずに行えば、最高の陰徳となる。

過食は、肉体だけでなく、エネルギーレベルでの穢れも起こし、日々の瞑想をも阻害します。そもそも瞑想は空腹にして身体を休めた状態にして行うものです。

お釈迦様の高弟舎利弗《しゃりほつ》の息子であるウパセーナ長老も、「様々な味を貪る人は、瞑想を楽しむことが出来ない」という言葉を残しています。

古代ローマ、古代ギリシャ、古代エジプトの文明は、その栄華を極めたときに飽食となり、それにより免疫力が衰えて、疱瘡《ほうそう》やペストなど様々な感染症に翻弄され、人口が減少し衰退していったとされています。

インドでの調査では、乾季となり草木が枯れると動物たちの食事量は減り、同時に病気の罹患率も低くなります。でもモンスーンの季節となり、食事の量が増えるに従って、病気も増えてくることが観察されています。

動物実験では、カロリー制限した動物たちは寿命が延びるという結果が出ています。日本のある動物園では、ライオンが早く亡くなってしまうことが続いていました。この動物園では毎日食事を与えていたのですが、野生のライオンは1～2週間に1回しか食事をしません。そのため、食事を週1回に変更したところ、寿命が延びたそうです。

食事を制限することは、五感を制御すること、欲望を制御することに繋がります。食事の制限は、神経系を鎮め、脳を明晰にする作用もあります。

また、身体の老廃物を増やさないことにもなります。身体の老廃物を増やさないことによって、呼吸数を減らしていくことが出来ます。満腹の時に瞑想してはいけない理由がここにあります。

食物の最上の調味料は飢えなり、飲物のそれは渇なり。

（哲学談義／キケロ）

生きるために食べるべきで、食べるために生きてはならぬ。

（ソクラテス）

断食　神と共に過ごす時間

断食は、サンスクリット語で「ウパヴァーサ」と言います。「ウパ（近くに）ヴァーサ（生きる)」、つまり**「神の近くで生きることを意識する」**という意味です。

断食は、「食材を調達して、調理して、食べて、排泄する」という一連の肉体を働かせる時間を、一旦止める行為です。それによって、生命力そのものを休ませることが出来ます。同時に、当たり前だと思っていた毎日の食事が、すべて神からの恵みであることを実感し、その恵みに感謝します。

そして、**肉体の内臓を休めることで、意識とエネルギーを内的世界に集中し、心静かに神と共に過ごす貴重な時間を作るのが、断食です。**

断食には、身体的なメリットだけではなく、内的探求に大きなメリットがあるのです。**断食の真の効能は、霊的発達の促進です。**

断食は、自分の身体のリズムに基づいて、実施する日と期間を決めていきます。

まだほとんどの人が、自分のリズムが把握できていないと思うので、その場合には、満月から11日目と新月から11日目の、月に2回から始めることをお勧めします。

また新年(実際には太陽暦とタミル暦から算出されます)の初めの新月から11日目の

日は、インドにおいて最も大切な断食の日とされ、「ヴァイクンタ・エーカーダシー」と呼ばれています。

「ヴァイクンタ」とは、インドのヴィシュヌ神が住む天国のことで、物質世界のあらゆる苦難から解放された永遠なる天の国です。その扉が開かれるのが、「ヴァイクンタ・エーカーダシー」の日とされているのです。

この日は多くの人が早朝から寺院を訪れて、一日中断食します。

人の心身の状態は、月の満ち欠けと深く関わりがあります。

満月や新月から11日目は、月の引力の影響から感覚器官が落ち着きやすく、心の安定度も増して、空腹感も少なくなるために、断食を始めるのに最も適しています。

11という数字は、５つの感覚、５つの器官、心の合計11にも通じ、断食でそのすべてを統制することが大切とされています。

断食は「メスを使わない手術」とも言われるほど、体をメンテナンスする力がありま す。病気の時に食べなくなるのも、自己治癒力・免疫力を最大限に活用するためです。食を断つと、自己防衛のために免疫力は上がります。

断食の身体的な効能には、主に次のようなものがあります。

- 働き続けている内臓を休ませる。
- 細胞に蓄積された毒素が取り除かれ修復される（細胞も便秘になります）。
- 長寿遺伝子のスイッチが入る。
- 体に溜まった老廃物を体外に排出する。
- 体内の炎症が軽減する。
- 微小循環の流れが良くなる。
- 心に栄養を与える。
- 腸内環境が整う。
- 老化を抑制し、成長ホルモンの分泌を促進する。
- 各種疾患を治療し予防する。

これらの作用によって、細胞が若返り、免疫システムが強化され、多くの病気や不調が改善し、寿命が延びます。

南カルフォルニア大学の実験動物を使った研究では、乳がんや悪性黒色腫など4種類のがんにおいて、抗がん剤に断食療法を組み合わせたところ、断食しなかった群と比較して、生存率の向上、腫瘍の成長抑制、腫瘍の転移率の低下がみられました。

これに続く人での臨床研究でも、断食を加えることによって、抗がん剤の副作用が軽減した結果となりました。


最も重要な断食の効能は、霊的なレベルが上がることにあります。

● **意識が神に近くなる感覚を養える。**
● **人の身体が食べ物などの外的要素だけに依存しているという洗脳が消える。**
● **外的補給要素に頼らず、内なる生命力の源に頼れるようになっていく。**

イスラエルのヘブライ大学で、脳内から歓喜が湧きだす物質が発見されました。その物質は、サンスクリット語の「アーナンダ（歓喜）」に因んで「アナンダミド」と命名されました。人に至福感を与える物質であり、心の充足をもたらす役割を担っています。

このアナンダミドは、空腹状態が続くと脳内濃度が高くなることが判明しています。

先述したように、断食中は、食べ物のことは忘れて、神と共にいることを意識してください。そうすれば、断食によって身体が強くなるだけでなく、心の浄化と自分に内在する霊力を強めるためのものだと理解できるでしょう。

断食をする時には、偽善者のような陰気な顔をしてはいけない。彼らは断食をしていることを人に見せようとして、自分の顔を見苦しくしている。よく言っておくが、彼らはその報いを受けてしまっている。断食する時には、自分の頭に油を塗り、顔を洗いなさい。それは断食をしていることを人に知られずに、隠れた所においでになる神にのみ知られるためである。すると、隠れた事を見ておられる神は、報いて下さる。

（マタイによる福音書第6章16―18）

断食で治らないなら、医者は治せない。

（ドイツのことわざ）

一定期間完全に食を抜く厳しい断食は難しくても、無理をしないで楽しく実施出来る

「ゆるゆる断食」というものがあります。

いつもの半分量の食事を数日続けたり、1～2食抜いたりするといったゆるい断食でも、体をリフレッシュする効果が得られます。ゆるい断食だから、定期的に続けていくことが可能です。

朝ご飯を抜くことから始めてもいいですし、普段から肉を食べているのであれば、お肉を抜くことから始めてもいいでしょう。

実は、１回だけ厳しい断食を行うよりも、定期的にゆるい断食を長く続けていく方が効果的なのです。

ゆるい断食でも、体内の炎症の軽減や酸化ストレスの減少、インスリン感受性や神経機能の改善、体重の適正化、コレステロールや中性脂肪の適正化などが見込めます。

健康診断で異常があった時などには、すぐに薬に飛びつくことなく、食生活から正していくことが重要です。

ただし、断食後の反動で、美味しいものをたらふく食べてしまうと、効果は弱まりますので注意してください。

「ゆるゆる断食」は、自分の身体に耳を傾ける良い時間を作りだしてくれます。

先ほど述べたように、満月から11日目、新月から11日目から始めてみると良いでしょう。

不食とは自然に起こるもの

断食と似ているようで異なるのが、不食です。

断食は、自らの意思で、意図的に計画的にすべてのエネルギー源を断ちます。そのため、体の細胞の声に耳を傾けることなく長く続ければ、肉体は栄養不足から機能不全を起こしてしまいます。

一方で、**不食は、自然なプロセスの中で物質的な栄養を摂取しないことを真我と心の**

連携によって選び、消化器官とは別のルートからの生命エネルギーを取り入れるように移行していった状態です。

それは、断食のように体に無理をさせて行うものではなく、赤ちゃんが羊水の中での臍帯《さいたい》からの酸素呼吸から、出生して肺呼吸に切り替えるような自然な流れの中で行われるべきものです。

そのため、肉体は栄養失調にならず、正常に、そして清浄に機能している状態を保つことが出来ます。

不食には、十分な年月をかけた準備が必要です。断食のように、急に今日から不食になると決めたところで、達成できるものではありません。

準備期間が無ければ、生命エネルギーの取り込み方もわからず、物質的な食事を拒否するのと共に、潜在意識が生命エネルギーの摂取をも拒否してしまうからです。

不食は、意図的に行うものではなく、また意図的に目指すものでもありません。

ただ、自然に起こるものです。

意図的な行動には、どうしても自我が入り込んでしまいますが、自我が強ければ、不食を達成することは難しいでしょう。

私の場合は、不食は短期間でしたが、それでもこの世界の見え方が全く違う美しいものになることが体験できました。

生命エネルギーを、太陽光や空気から得ることを実践している人々が、世界には少なくとも数千人いると推定されています。

ここで、近年の事例をいくつか見てみましょう。

長い間、物質的な食べ物を全く食べないで元気に生活している、オーストラリアのジャスムヒーン女史は、著書『リビング・オン・ライト』（ナチュラルスピリット）の中で「私たちは、自分の体をエネルギー体に同調させて、その周波数をより純粋で調和に満ちた音程に統一させていけば、人生における様々な体験の質や強度さえコントロールできるのです」と述べています。

ほとんど食べることなく生きている人は世界中に多く存在し、50年間全く食事をしていないギリバラ女史やテレーゼ・ノイマン女史が有名ですが、彼女らも生命エネルギーを上手くコントロールしていたと推測されます。

テレーゼ・ノイマン女史の伝記「Teresa Neumann」を読むと、彼女が身体とエネルギー体を神と同調させる生活をして、心が完全に神だけに集中していることがわかります。

パラマハンサ・ヨガナンダ大師によると、食事を食べずに生きている能力は、パタンジャリ大師による「ヨーガ・スートラ」の3章で述べられているヨギ能力の一種で、これは幽体脊髄《せきずい》の第5中枢であるヴィシュッダ・チャクラに影響を及ぼす、ある種の呼吸法を用いることによるとされています。呼吸法と全身の筋肉組織を利用して、延髄《えんずい》から生命エネルギーを取り込む手法が一般的です。

また、このヨーガの技法を使わない場合には、過去世からの経験の積み重ねの中に、食べないまま生きられる理由が見つかるそうです。

そのため、聖人には不食がより多く見られるようで、シーダムの聖リドヴィナ、レントの聖エリザベス、シーナの聖キャサリン、ドミニカ・ラザリ、フォリグノの聖女アンジェラ、ルイス・ラトウ、フリューエの聖ニコラスなどが知られています。

また釈迦大師は、悟りの前の6年間は、1日米1粒、サンザシの実1個、蜂蜜数滴という食生活を続けていたという逸話が残されています。

明治時代に山形県に在住した長南年恵《おさなみとしえ》さんは、20歳のころから全く食事をとらず、生水の他は生のサツマイモを少量のみ摂るという生活でした。排泄物や汗や垢《あか》はほとんど無く、いつも清潔であったと伝えられています。

彼女が、空気中から取り出す「神水」は、密封した空の一升瓶の中に人々の目の前で満たされたという目撃証言があります。万病に効くというこの神水は、必要な人が来た時にだけ出現したそうです。

彼女は、31歳の時には神水を用いて、医師の資格なしに病気治療を行ったとして逮捕されました。60日間という長い勾留期間中は全く食事をせず、また排泄もありませんでした。さらにこの時、様々な現象が起きたことも記録されています。

また、翌年も7日間拘留されています。難病を治してもらった人々が警察署に殺到し、しかも彼女が一切何も食べないために、警察も困ってしまったそうです。

その様子を知った彼女は、拘留中に「あなた方がそんなにお困りならば……」と警察の人たちに気を遣い、一度だけ生のさつまいもを180gと、水を少しだけ口にしたそうです。

37歳の時に神戸地方裁判所の公判において、裁判長が自ら密封した空瓶を渡し、これに神水を満たせるかどうかと詰問したところ、裁判所の厳重な管理の元で、２分ほどの時間で密封した空瓶に触れずに神水を満たし、裁判長に渡したという記録が残っています。これによって、判決は無罪となっています。

彼女は、44歳の時に「20日後に亡くなります」と言い、その通り他界したそうですが、彼女の身体は15～16歳のような若さであったと伝えられています。

77年間に渡って、水も食料も摂取せずに生活したプララド・ジャニ氏は、６歳の時に水と食料を絶って以来、何も口にしていません。

科学者らによって数度にわたり調査が行われ、彼の不食が証明されています。ジャニ氏の身体は常に健康な状態を保っていたと伝えられています。また、調査によってジャニ氏の体内では尿が生成されていることが明らかになりましたが、それは排尿されず、膀胱に吸収されていることが確認されたそうです。彼は、90歳で亡くなるまで不食でした。

生前、インド国防研究開発機構の軍医のチーム30人によって、食べ物も飲み物も摂取していないという彼の体の仕組みについて1日中24時間、観察され調査され、不食を応用する研究も行なわれました。

観察期間を終えた研究チームの神経学者は、「(ジャニさんが) どのように生き延びているのか、わからなかった。何が起きているのか、まだ謎のままだ」とマスコミの取材に対して驚きを表明しています。さらに立ち会った学者たちは、エネルギー源が日光の可能性もあると推察していますが、科学的な解明はできませんでした。

ロシアのジナイダ・バラノワ女史は、最初に肉食を止めて、次に菜食を止めるという長い時間をかけての不食を実行し、現在では完全に不食状態に入っています。

研究所の科学者らが彼女の健康状態を調査した結果、非常に良好に維持していることも確認されています。

インドのケララ南部のヒラ・ラタン・マネク氏は、インドやアメリカの研究者たちの施設において断食を何度も行い、不食の証明を行いました。

彼は、エネルギーは全て日光から得ているとして、ソーラー・ヒーリング・センター研究所を立ち上げています。

フランスの人類学者マルセル・グリオール氏は、西アフリカのマリ共和国の断崖に住むドゴン族を調査研究しています。

この未開の原住民族は、西洋の天文学者がまだシリウスＢの存在すら発見していない頃に、その星の軌道についての知識を持っていたそうです。この民族の賢者オゴテメリは、「私たちの食べ物は太陽の光」であると語っています。

他にも多くの民族で、太陽光から身体によいエネルギーを取り入れられるという話があります。インドの聖賢たちも、太陽の光に１日15分ほどあたることがとても有益であると語っています。

また、エドガー・ケイシーによると、古代のエジプトでは、太陽エネルギーを生命エネルギーに変えていたとするリーディングも見られます。

これらの事例は、私たちは肉体以上の存在であり、いかに生命エネルギーが重要かということを知らせてくれます。

ただ、短期間のうちに行う不食実験は、必ず専門家の監督下で行わなければなりません。インターネット上や書籍などで技法の一部が紹介されたり、不食のための商品などが売られたりしていますが、真の意図を理解できないまま自己学習で行うことはとても危険です。

ロシアには、息子の死をきっかけに生涯不食で通した母親のような事例もあります

が、これも霊的に見れば理由があってのことであり、誰にでも当てはまるわけではありません。

長い年月をかけて、まず肉食から止めて、呼吸法と瞑想法を修得し、次に菜食の量を減らして、エネルギー源を内的な生命力にシフトしていくのであれば、それはとてもいい方法だと思います。

ただ、どんな行為にも、その行為の根底にある動機が純粋なものであるかどうかが、最も大切になります。

おわりに　美しい食が美しい世界を創る

食べ物については、多くの人が、口から入れる栄養だけに意識を限定しています。でも実際には、**すべての感覚器官を通して取り入れるあらゆる経験が、食べ物になります。肉体に食べ物が必要なように、心にも魂にも食べ物が必要です。**

感覚器官は、人体へ吸収し、消化されていくための最初の入り口です。心や魂の食べ物も、正しい摂取と、正しく消化吸収するプロセスが必要です。

現代社会では、周囲の音だけでなく、SNSなどのインターネット、テレビ、ゲーム、会話、その他多くの波動の中にいて、さらには心の中の思考も止まることがありません。これらはすべて、心の食べ物になっています。心の食べ物の飽食に慣れてしまうと、静寂という良質の食べ物を摂る余裕は無くなります。

仏教では、食事で取り入れるものには4種類あること（四食《しじき》）が知られています。

●段食《だんじき》　通常の食事から得られるエネルギー。
●触食《そくじき》　外の世界との触れ合いの中で得られるエネルギー。
現代社会では、ここが過剰になっていますが、その大部分はジャンクフードといってよいものです。常に情報が無いと不安なのは、心が情報に翻弄されている状態です。それは、いつもだらだらとお菓子を食べているようなものです。
●意思食《いしじき》　意思から取り込むエネルギー。
夢や希望や明確な目的意識を持つことでもエネルギーを取り込むことが出来ます。
●識食《しきじき》　識別力を使って取り込む精妙なエネルギー。

私たちが生きて感覚器官を使っている限り、すべての波動が食べ物になっています。この4つのレベルの食事において、自分がどんな食事をどれだけ取り入れているかを把握することが大切です。それによって、有毒な波動を吸収する可能性が減るからです。

多くの人は、より多くの情報を得ようとして、感覚を外側に開放したままにしているので、中毒性のあるものには注意が必要です。

まずは、段食と触食を美しい食事にすることから始めます。

私たちは、自らが取り込むものを選ぶことが出来ます。崇高な理念と動機に起因する健全なものと、欲望や執着に起因する不健全なもの、どちらを選んでも自由なのです。

それを意識して、**食べ物を、美しいエネルギーを持つものだけに限定する**ようにしましょう。口福、眼福《がんぷく》、耳福《じふく》、触福《しょくふく》、嗅福《きゅうふく》、さらには第六感の福も、美しく健全なものを取り入れましょう。

美しい食事には、お金がかかりません。

触食は、口から入れる段食以上に感情と心に影響を与えます。無意識で行っているインターネットサーフィン、ＳＮＳのやり取り、会話、テレビ、写真や動画、ゲーム音楽など、現代は感覚的な食べ物に溢れています。

眼福であれば、心にとって善いものや美しいと思うものを、ただ見るだけです。

耳福であれば、心が美しくなるような言葉、会話、音楽、音を、ただ耳に入れるだけです。

神聖な目的のためだけに五感を使うことは、広い意味での浄化食となります。

特に、妊娠している女性は、胎児の食事がご自身の五感で取り入れるすべてのものであることを理解しておくことが、とても重要です。

時には通常の食事と同じように断食が必要です。

そのためには、瞑想や坐禅、沈黙、デジタルデトックスなどを定期的に行うことがお勧めです。

断食は、無意識にある食べ物への執着も取り払ってくれます。食べ物への執着は、人や物への執着へと繋がってしまうものです。

神社には鳥居があり、お寺には門があります。これは、神に礼拝する意思を持つ人だけを神聖な領域に入れるための結界の役割があります。宮司さんも住職さんも、神を冒瀆《ぼうとく》しに来た人を、境内に入れようとは思わないでしょう。

私たちの身体も、真我という内在神を中心とした神聖な神の社《やしろ》です。その中に入れるものも、神聖なエネルギーを持つものだけに限定すべきです。邪悪なものを無分別に入れていけば、心身の神聖さを保つことが出来なくなってしまいます。

食事は、ただ単に健康になるためではなく、長生きするためでもなく、私たちの土台である心身を神聖に保ち、地上での崇高な目的を達成するために活用するものです。それが私たちの心臓の部分にある霊的身体の中に、内在神である「真我」がいます。それが本当の自分であり、神の分け御魂《みたま》です。

その真我が住まう身体を出来る限り清浄に美しく保つ秘訣が、食事にあります。

植物は、土の中にある無機物を取り入れて有機的な物質に変換していきます。同じように、人間は、植物から受け取った素材を取り入れて、肉体を創り、より精妙なエネルギー体を調え、さらには宇宙で最も精妙な波動を持つ真我へ到達する原動力に変換していくことが可能な生命体です。

心は、私たちが神から授かった最高の贈り物です。

心には、物質界の尺度では捉えることの出来ない無限の価値があります。心の中にある三種の神器《じんぎ》こそが、人を神の領域へと導く道具です。

生きた三種の神器が存在するのは、実は私たち一人ひとりの魂の中です。

三種の神器については様々な解釈がなされていますが、私たちに内在する三種の神器は、人が地上に降りても神との繋がりを保ち、「神が代」の世界へと還るための道筋を忘れないための、魂の在り方を象徴しています。

今この時期に、すべての人が自己に内在する三種の神器を思い出し、活性化する必要があります。

【鏡】

鏡は、ありのままの姿を正しく見ること、つまり再び神へと向かう意志の象徴です。

また、自分自身も神様の分け御魂であるという自覚を持つことをも意味しています。

自分の心が豊かで喜びに満ちていれば、鏡はその豊かさと満足を映し出します。心が貧しく暗ければ、鏡はそのままの状態を映し出します。今のありのままの自分が映し出されるのです。

そしてそれは、内観することの大切さと惟神の道の指針を与えてくれます。

鏡は、「かがみ」から「我」を消して「かみ」となるように、私たちが神の分け御魂であることを常に忘れないようにして、穢れた自我を清めるための道具です。

【勾玉《まがたま》】

勾玉は、智慧《ちえ》・純粋理性・純粋知性、そして創造性の象徴です。天から降臨してもこれを保つことができれば、再び神の世界へと還ることが容易になります。地上での神聖さを保つ道具です。

【剣】

剣は勇気の象徴です。

一度地上に降りてしまうと、再び神の世界に還るには、勇気が必要になります。剣は勇気を保つ道具なのです。

この地上世界の二元の極性の中では、人は「すべては一つにつながっている」という実在の本質から離され、万物が独立したものと見なす特殊な分離意識を持つことになり、そのおかげで地球は魂の良い修業の場になってきました。ただし、この分離意識は上手くいけば大きな霊的成長が見込めるものの、魂の解脱という点から見れば大きな障壁となって立ちはだかることになります。

その障壁を乗り越えるための道具が、剣に象徴される勇気なのです。剣は切れ味の鋭いものです。扱う人の心次第で、悪いことに使うことも出来れば、善いことに使うことも出来ます。包丁でさえ、人を刺すことも出来れば、美しい料理を創ることも出来るのです。

人は、意識を外側の物質世界に向けています。

この世に生まれた時からずっと、肉体の感覚器官が外側を向くことに慣れすぎて、内側の世界をおろそかにする傾向が強くなってしまっているのです。

ほとんどの人は、感覚が外側の世界を認識していると思っていますが、**実は認識していることのすべてが内側の世界で起こっていることだと、体験から理解することこそが、人間の本当の目覚めであると**、様々な聖典は伝えています。

聖仙バシシュタ師は、**「本当の世界である実在世界は心の中にある」**と言いました。

一人ひとりのハートにある心と真我が、実在世界と繋がっている唯一の道だからです。よく言われる悟りや目覚めといったものは、本当は、ただ本来の自分に戻るというだけのことなのです。

物質世界は、水面《みなも》に映る月に喩えることが出来ます。

水面に映る月は、実在の月が空にあるから存在出来ます。実在の月がなければ、水面に月は映りません。

同じように、実在としての高次のエネルギー世界がなければ、低次の物質世界が存在することは不可能なのです。人の本体である真我は、高次のエネルギー世界に根ざしています。

高次のエネルギー世界は「神が代」、この物質世界は「君が代」になります。

この二相性を理解することによって、人間が物質世界に神の純粋な意志を顕現できる準備が整います。

外側の世界に意識が囚われたままでいれば、心は翻弄され続けてしまいます。

勇気をもって内側の世界へ意識を向ければ、そこに惟神の道を見出すことになるでしょう。あとは、どれくらいの勇気をもって内側へ探求していくか、それが重要です。

私たちは、これらの自分に内在する三種の神器を使って、神の元へと戻っていくことになります。そのためには、いつでも三種の神器を美しい状態に保つことです。

心にある三種の神器を美しく機能的に維持する基本となるものが、毎日の食事です。食事の質と量と、食事に対する心の在り方が、人の精神性に大きく影響を与えます。

二元性から解脱して、真我を顕現させるという地上に来た目的を達成するためには、浄化される良質の食物を摂取することが大切になります。

私たちが毎日食べている食べ物こそが、心の性質に大きな影響を及ぼしていることを、毎日の体験から真に理解していただきたいと思います。

そして、食べ物で肉体を維持する真の理由が、霊性の進化にあることを明確にすることで、食べ物に対する意識は大きく変わることでしょう。

サティヤ・サイ・ババ師は「聖なる世界は、浄性の食べ物からやってきます」と述べています。

日本人は、美しい地球を創造していく資質を備えている民族です。

でも、それを実現するためには、まず浄化食を中心にした食生活の大改革が絶対に必要となります。

崇高な理念を確固たるものにするには、清浄な食事により、清浄な心の土台を作ることが必須です。

美しい食を通して、世界は美しく変わります。

毎日の清浄な食べ物から作り出されるエネルギーが、善い思い、美しい言葉、優しさに溢れた行動へと活かされていけば、この地球、この宇宙はやがて壮麗な霊光に包まれ、輝きを増していくことでしょう。

参考文献

日本人のための病気にならない食べ方　（幕内秀夫著／フォレスト出版刊）

九つのウパニシャッド　（幸山美和子著／デザインエッグ株式会社刊）

日本人のための科学的に正しい食事術　（西沢邦浩著／三笠書房刊）

なにを食べたらいいの？　（安部司著／新潮社刊）

三鏡：出口王仁三郎聖言集　（出口王仁三郎著／八幡書店刊）

日本食文化の原点　（小俣日出郎著／一般社団法人日本食文化協会刊）

和食ことわざ事典　（永山久夫著／東京堂出版刊）

無病法　極小食の威力　（ルイジ・コルナロ著／中倉玄喜訳／ＰＨＰ研究所刊）

オートファジーで細胞からととのう 3days 断食　（鶴見隆史著／評言社刊）

食生活と身体の退化　（W.A. プライス著／ＮＰＯ法人恒志会刊）

リビング・オン・ライト　（ジャスムヒーン著／ナチュラルスピリット刊）

エドガー・ケイシーが教えてくれた美しく生まれ変わるレシピ
（光田秀著／総合法令出版刊）

あるヨギの自叙伝　（パラマハンサ・ヨガナンダ著／森北出版刊）

プラサード　（サティヤ・サイ・ババ著／サティヤ・サイ出版協会刊）

食の名言辞典　（平野雅章編集／東京書籍刊）

光の魂たち 山岳編序章

新・臨床家のためのホメオパシー・マテリアメディカ

精解 神の詩 聖典バガヴァッド・ギーター（第１巻～第８巻）
（いずれも森井啓二著／きれい・ねっと刊）

ＮＰＯ法人日本エドガー・ケイシーセンター　https://edgarcayce.jp/

しょうゆ情報センターウェブサイト　https://www.soysauce.or.jp/

農林水産省ホームページ　https://www.maff.go.jp/

PROFILE

森井 啓二 （もりい けいじ）

専門は動物の統合診療医＆外科医。東京生まれ。北海道大学大学院獣医学研究科卒業後、オーストラリア各地の動物病院で研修。1980年代後半から動物病院院長として統合医療を開始。趣味は瞑想、ヨガ、山籠り、油絵を描くこと。自然が大好き。40年前にクリヤヨギたちと会う。クリヤヨガ実践。日本の伝統を守り伝える「絆会」顧問。

著書に『新・臨床家のためのホメオパシー マテリアメディカ』『ホメオパシー 基本レメディ活用ガイド』『実践 動物と人のためのホメオパシー』『君が代から神が代へ』『光の魂たち 動物編』『光の魂たち 植物編』『光の魂たち 山岳編 序章』『精解 神の詩』シリーズ『真我の響き』『神の国日本の美しい神社』『心を浄化する奇跡の方法』『神の国日本の食と霊性』など。

Instagram
https://www.instagram.com/pipparokopia/

神の国日本の
食と霊性

神々と繋がり身魂を磨く
最高の叡智

この星の 未来を創る 一冊を
きれい・ねっと

2025年 4月 4日 初版発行
2025年 6月22日 初版三刷発行

著　　者　森井啓二
発 行 人　山内尚子
発　　行　株式会社 きれい・ねっと
〒670-0904　兵庫県姫路市塩町91
TEL：079-285-2215 / FAX：079-222-3866
https://kilei.net

発 売 元　株式会社 星雲社（共同出版社・流通責任出版社）
〒112-0005　東京都文京区水道1-3-30
TEL：03-3868-3275 / FAX：03-3868-6588

曼 荼 羅　ジェイコブス彰子
デザイン　eastgraphy
印刷・製本所　モリモト印刷株式会社

ISBN978-4-434-35640-7

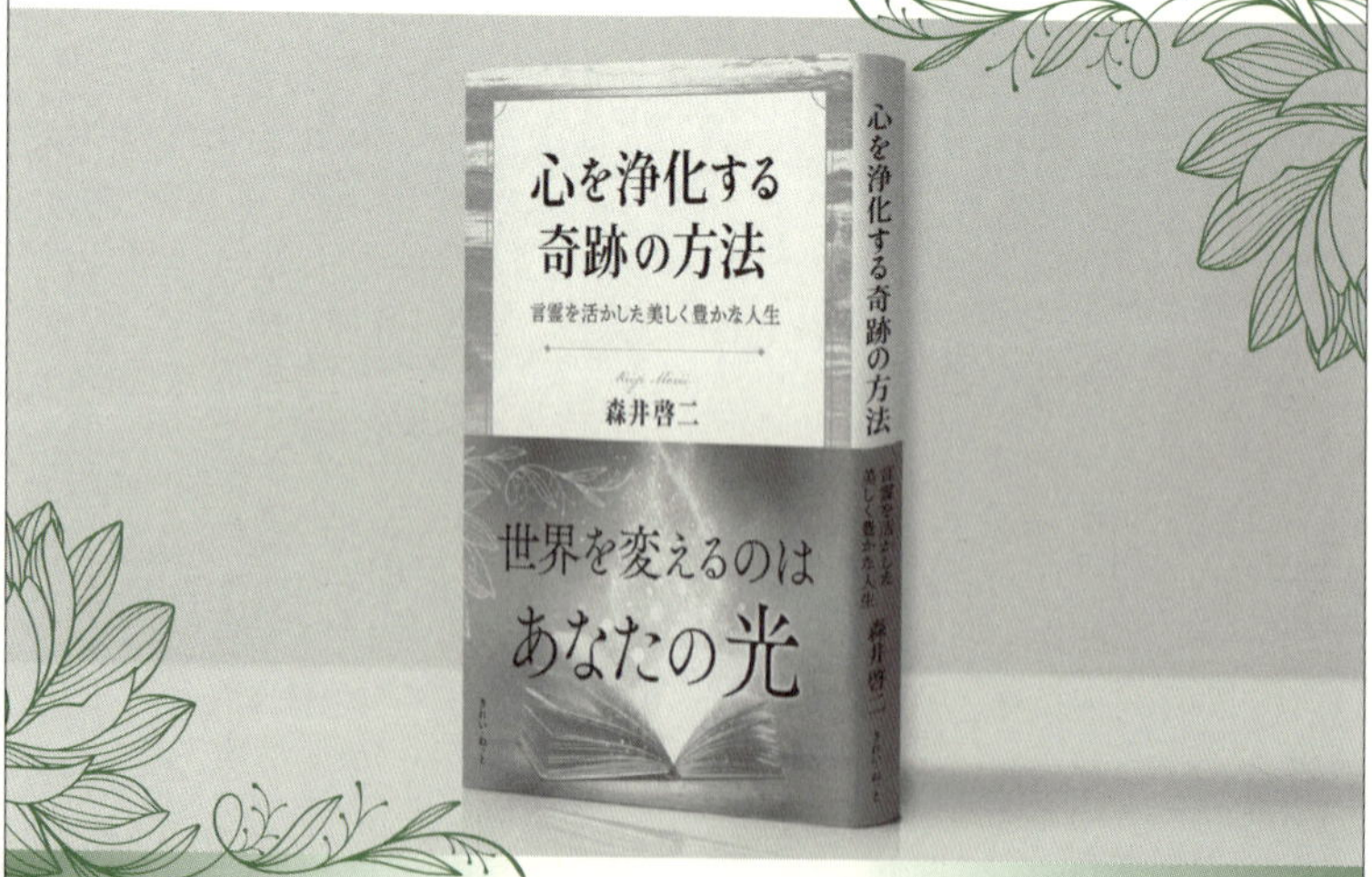
心を浄化する
奇跡の方法
言霊を活かした美しく豊かな人生
Keiji Morii
森井啓二
世界を変えるのは
あなたの光
心を浄化する奇跡の方法
言霊を活かした美しく豊かな人生
森井啓二

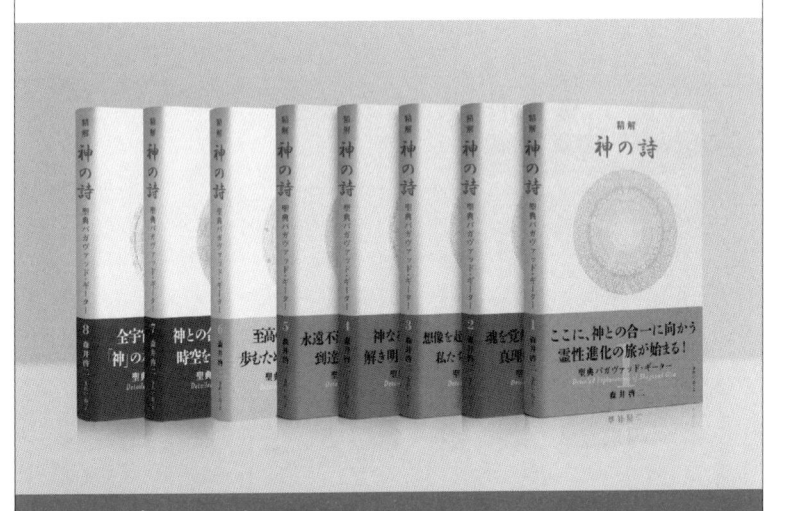

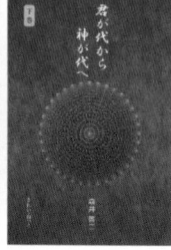

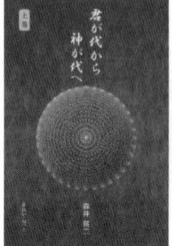

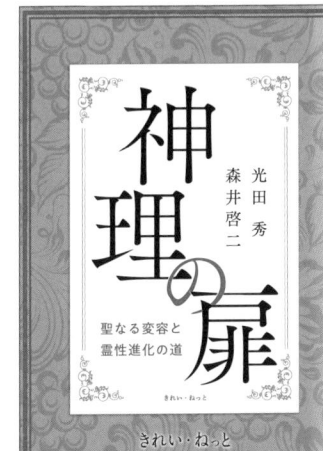

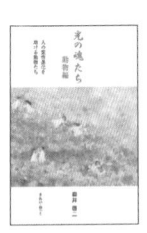

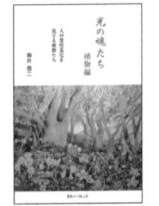